Traditionelle Chinesische Medizin

Wärmetherapie in der TCM

Moxa / Moxibustion

Wichtiger Hinweis für den Benutzer

Das Buch dient dazu, sich mit der Thematik „Wärmetherapie in der TCM" vertraut zu machen und die innere Struktur zu erkennen.

Es eignet sich jedoch nicht dazu, sich autodidaktisch die Fähigkeiten anzueignen, um eigenverantwortlich zu therapieren. Das Buch kann deshalb eine qualifizierte Ausbildung oder die Anleitung eines erfahrenen Therapeuten nicht ersetzen. Es wird jedoch eine Hilfe beim Erlernen der Thematik darstellen.

Zuschriften und Kritik bitte an:

THEWS Verlag für Naturheilkunde, Großwiesenstr. 16, 78591 Durchhausen

Produktionshinweis

Autor
Franz Thews

Titel
Wärmetherapie in der TCM
Moxa / Moxibustion

1. Auflage, 2007
2. Auflage, 2008
3. Auflage, 2009
4. Auflage, 2011

Verlag
Thews Verlag für Naturheilkunde
Großwiesenstraße 16
78591 Durchhausen

Web-Seite

www.franz-thews.de

ISBN 978-3-936456-20-2

Inhaltsverzeichnis

Wärmetherapie in der Traditionellen Chinesischen Medizin

Während meiner verschiedenen Aufenthalte in den unterschiedlichsten Provinzen Chinas konnte ich den regen Gebrauch von der "Wärme- und Brenntherapie" neben der Akupunktur miterleben.

Etwas irritiert, aufgrund der schwachen Darstellung dieser Therapie in Europa, habe ich mich anschließend etwas ausführlicher mit dieser Therapieform beschäftigt.

Die übliche Nadeltherapie in Deutschland, mit dem Begriff "Akupunktur" belegt, zeigt jedoch nur eine Möglichkeit der energetischen Therapie auf.

In China wird dies mit dem Terminus "Zhen Jiao Fa" oder auch "Zhen Jiu Fa" belegt.

Dies bedeutet soviel wie:

"Die Methode des Stechens und Brennens"

Hiermit wird angedeutet, dass nicht nur die Nadeltherapie als Reizart benutzt wird, sondern gleichberechtigt auch die Brenntherapie eine bedeutende Stellung einnimmt.

Auch in Europa hat die Wärmetherapie durchaus eine interessante Stellung. Wir kennen dies noch aus der Kinderliteratur. So steht bei Max und Moritz: "...und ein heißes Bügeleisen hat es wieder gut gemacht."

Letztendlich können wir das Geheimnis von Zhen Jiao Fa | Zhen Jiu Fa auf folgende Trias definieren:

- Reizort
- Reizart
- Reizstärke

Die Chinesen würden diese beiden Methoden der Reizart, wir wollen sie im weiteren Akupunktur und Moxa-Therapie[1] nennen, als zwei Schwestern bezeichnen, beide gleichberechtigt in einem energetischen System, um sich zu ergänzen und einander synergetisch zu unterstützen.

Um dies zu verstehen, muss jedoch erst einmal die Grundlage der energetischen Therapie und ihr zukünftiger therapeutischer Wert diskutiert werden.

Hier stellen Gesundheit und Krankheit gemäß der Theorie zur Akupunktur, im weitesten Sinne der Traditionellen Chinesischen Medizin, energetische Zustände dar.

Wenn im Energiekreislauf eine Dysfunktion auftritt, so entsteht Krankheit. Heilung entsteht in der Wiederherstellung eines ausgewogenen Energiezustandes und dem ungehinderten Energiefluss.

Darüber wurde auch im ältesten Buch zur Akupunktur, fertig gestellt in der Zeit "Der Streitenden Reiche" etwa im Jahre 475 bis 221 v. Chr., geschrieben.

Der Name des Buches lautet: "Huang Di Nei Jing", und besteht aus zwei großen komplexen Kapiteln:

- So Quenn
- Ling Shu

Dies ist heute noch ein in sich geschlossener Text, der jedoch in den verschiedenen Jahrhunderten der therapeutischen Realität angepasst wurde.

Zu Recht wird dieses Buch manchmal als "das klassische Werk der Akupunktur" bezeichnet.

---

[1] Die Begriffe Moxa, Moxa-Therapie und Moxibustion können alternativ Verwendung finden

Grundsätzliches zur Traditionellen Chinesischen Medizin

Wie in jedem Medizinsystem müssen die Aufgaben entsprechend genau definiert sein. Die Therapie in der energetischen Medizin hat, um unsere westliche Medizin zu ergänzen, mehrere Aufgaben.

Diese sind unter anderem:

- Körpersubstanzen stärken
  - Qi
  - Xue
- pathogene Faktoren vertreiben
  - äußere pathogene Faktoren[2]
  - innere pathogene Faktoren
  - sonstige pathogene Faktoren
- Harmonie von Yin und Yang herstellen
- pathologische Prozesse begrenzen

Bei der zukünftigen Betrachtung zu bestimmten Indikationen oder Organen gemäß der Traditionellen Chinesischen Medizin bewegen wir uns innerhalb dieser, zum Teil philosophischen, Betrachtungen.

[2] Pathogene Faktoren in der TCM von Franz Thews, ISBN: 978-3-936456-43-1

Huang Di Nei Jing

Das "Huang Di Nei Jing", zu Deutsch, "Des gelben Kaisers innerer Klassiker" beschäftigt sich unter anderem mit dem Einfluss von Höhenlage und geographischer Lage Chinas.

Im So Quenn, zu Deutsch "schlichte Fragen" oder "einfache Fragen" werden die unterschiedlichen Regionen Chinas beschrieben.

Im Bezug auf die Moxa-Therapie lesen wir wie folgt:

"Der Norden ist die Gegend, wo die Energie des Himmels und der Erde bewahrt wird, in großer Höhenlage mit kaltem Wind und Eis... Daher werden ihre Organe oft von pathogener Kälte befallen.... Die Therapie besteht im Abbrennen von Artemisia-Blättern in Pulverform. So stammt die Thermotherapie aus dem Norden."

Gerade die Alpenregion von Deutschland, Schweiz und Österreich entspricht klimatisch dem Norden Chinas.

Kulturelle, soziale und infrastrukturelle Aspekte sollen bei dieser Betrachtung einmal außer Acht bleiben.

Deshalb müsste diese Therapie, aufgrund der regionalen Gegebenheiten der Alpenregion mit dem Norden Chinas verstärkt zum Einsatz kommen.

Das Huang Di Nei Jing besteht aus zwei großen Werken:

- So Quenn
- Ling Shu

Im Huang Di Nei Jing wurde die Wärmetherapie schon erwähnt. Zudem wurde die Wärmetherapie über die Jahrhunderte, sowohl in der Volksmedizin als auch in der Klinik weiter ausgebaut und entwickelt.

So Quenn

Das So Quenn, die schlichten Fragen hat im 12. Kapitel einen Bezug zu der Wärmetherapie hergestellt. So ist das Klima ausschlaggebend für die Anwendung der Wärmetherapie.

12. Kapitel

Die Organe werden häufig vom pathogenen Faktor Kälte attackiert. Daher muss eine Behandlung mit dem Abbrennen von Beifuß erfolgen. Die Moxa-Therapie kommt aus dem Norden.

Ling Shu

Das Ling Shu stellt mehrere Bezüge zur Wärmetherapie her!

10. Kapitel

Ist die Yang-Energie geschwächt, muss der Therapeut die Moxa-Therapie durchführen.

48. Kapitel

Die Kälte führt zu einer Blockade des Xue-Flusses. Mit der Moxa-Therapie kann die Kälte vertrieben werden.

Bei Qi-Mangel führe eine Moxa-Therapie durch.

73. Kapitel

Ist eine Krankheit mit der Nadel nicht zu heilen, muss diese mit der Moxa-Therapie behandelt werden.

Shang Han Lun

Im Shang Han Lun, einem weiteren Klassiker zur TCM, lesen wir:

„Es wird eine Anzahl von Moxa auf dem Shao Yang abgebrannt".

Qi, ein Ideenkonzept der Traditionellen Chinesischen Medizin

Innerhalb des energetischen Konzeptes ist die treibende Kraft das "Qi". Wir wollen auf die Beschreibung des Begriffes aus unterschiedlichen Gründen verzichten.

Jedoch hat dieses Qi[3] unterschiedliche Hauptfunktionen zu erfüllen.

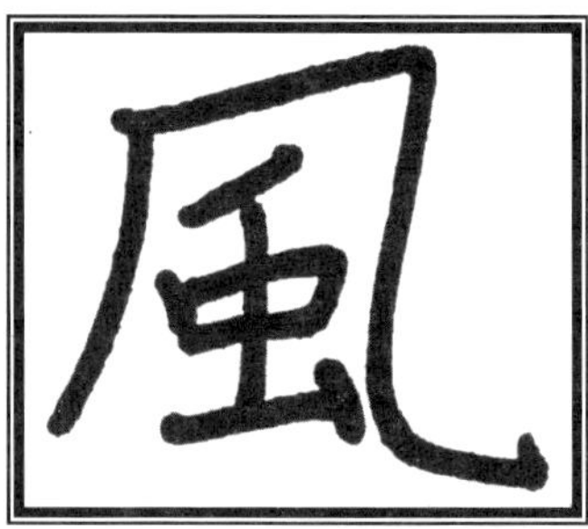

Diese sind unter anderem:

- Ursprung aller Bewegungen
- wärmt die Körperorgane
- bildet die Körperabwehr
- Transformation der Nährstoffe
- hält die Organe nach oben, gegen die Schwerkraft

Qi[4] ist der grundsätzliche Terminus in der chinesischen Medizin. Gerne reduzieren sich Ärzte in den chinesischen Kliniken darauf.

Eine beliebte Frage der chinesischen Ärzte lautet:

„Weisst Du was Qi ist? Nein…“

Und dann geht es in den Urschleim der chinesischen Medizin zurück…

[3] Klassisches Schriftzeichen für Qi
[4] Qi, das Aktivpotential von Markus Ritz, ISBN: 978-3-936456-15-8

Namensursprung

Anstatt Wärme- und Brenntherapie benutzt man im deutschsprachigen Raum den Begriff "Moxa-Therapie".

Synonym wird auch von:

- Moxibustion

gesprochen.

Schon die gebräuchliche Form des Namens Moxa bereitet in der Deutung gewisse Schwierigkeiten. So kann der Name aus dem Japanischen „Moje Kuosa“ (Mogusa, wobei das „u“ nicht ausgesprochen wird) mit "Haut brennen" übersetzt werden.

Weitere Namensableitungen wurden diskutiert:

Französisch, meche, zu Deutsch soviel wie Lunte
Französisch, muscus, zu Deutsch soviel wie Moos
Spätlateinisch, myxa, zu Deutsch soviel wie Lunte oder Docht
Spanisch, moxama, zu Deutsch siviel wie geräucherter Fisch
Portugiesisch, mexa, zu Deutsch soviel wie Lunte

Aus all diesen Begriffen hat sich wahrscheinlich das Lehnwort Mogusa eingebürgert und kam auf den See- und Handelswegen nach Europa.

Aufgrund der aussprachlichen Vernachlässigung wurde mit der Zeit daraus "Moxa".

Heute wird diese Therapie bei "Insidern" als:

- Moxa-Therapie
- Moxibustion
- Wärme-Therapie
- Thermopunktur
- Jiu Fa
- Zhen Jiao Fa

bezeichnet.

Exkurs in die Traditionelle Chinesische Medizin

Um die Wirkung der Moxa-Therapie besser verstehen zu können, sollten folgende Aspekte der chinesischen Medizin erklärt werden:

- Qi, das Vitalpotential
- Xue, das Blut
- Feng, der pathogene Faktor Wind
- Han, der pathogene Faktor Kälte

Aufgrund dessen, dass sanfte Wärme Qi bewegen kann, geht die chinesische Medizin noch davon aus, dass

- Qi bewegt
- Kälte beseitigt

werden kann.

Zudem sind beide Aspekte stark mit dem Gedanken von Schmerz behaftet. Dort, wo Qi stagniert, entsteht Schmerz und Kälte zieht zusammen, was ebenfalls zu Schmerzen führt.

Merksatz[5]:

Schmerz ist der Schrei nach freiem Fließen von Qi.

---

[5] TCM und Akupunktur in Merksätzen von Franz Thews / Udo Fritz, ISBN 978-38304-9130-9

Qi, das Aktivpotential

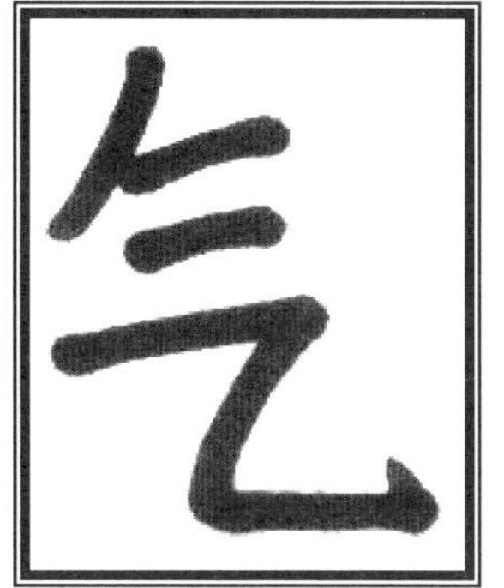

Beschreibung des Schriftzeichens[6]

Die Entstehung von Qi im Körper wird bereits im Schriftzeichen von Qi angedeutet.

Wir sehen hier eine moderne Schreibweise von Qi. Im oberen Drittel wird der Dampf dargestellt und in den unteren beiden Dritteln der Reis, welcher gekocht wird.

Somit setzt sich das Schriftzeichen Qi zu einem Drittel aus dem Symbol für Atem und zu zwei Dritteln aus dem Symbol für gekochten Reis zusammen.

In der Literatur werden unendlich viele Umschreibungen benutzt:

- Qi
- Chi
- Ki
- Energie
- Vitalenergie
- Aktivpotential
- Dynamik
- Potenz
- Odem
- Prana

Qi ist somit kein spiritueller Aspekt, wie er oft in der Literatur dargestellt wird, sondern entsteht aus zwei Anteilen:

- Atem
- Nahrung

Auch in der deutschen Sprache gibt es eine Redewendung, die andeutet, dass man eine materielle Basis zum Leben braucht.

- Man lebt nicht von Luft und Liebe allein.

---

[6] Modernes Schriftzeichen Qi

Unterschiedliche Qi Arten

Dabei werden gemäß der unterschiedlichen Funktionalität und Materialität verschiedene weitere Begriffe um Qi definiert.

Der Begriff Qi erfährt in der Traditionellen Chinesischen Medizin eine unendliche Differenzierung.

Hier einige Beispiele:

Gu-Qi

Gu-Qi, das so genannte Nahrungs-Qi, wird aus der aufgenommenen Nahrung gebildet. Dieses Energiepotential steigt in den Brustkorb auf und verbindet sich dort mit dem energetischen Anteil aus der Luft, welche in der Lunge aufgenommen wird.

Zhong-Qi

Zhong-Qi, das so genannte Sammel-Qi, wird aus dem Anteil der Milz und der Lunge gebildet.

Yuan-Qi

Yuan-Qi, das Ursprungs-Qi, wird in der chinesischen Medizin von der vererbten Energie abgeleitet und unter dem Einfluss des Zhong-Qi weiter gebildet.

Zhen-Qi

Zhen-Qi, das Wahre-Qi, wird aus Zhong-Qi und Yuan-Qi umgewandelt. Dieses wiederum wird im Sinne von Yin und Yang nun in zwei Aspekte aufgeteilt.

Das Wahre Qi wird dargestellt in:

- Wei-Qi
- Ying-Qi

Das Ying-Qi, zu Deutsch das Nähr-Qi, ist der Yin-Aspekt. Es fließt in den Meridianen und Blutbahnen und nährt die Organe und das Gewebe.

Das Wei-Qi, zu Deutsch das Abwehr-Qi, ist der Yang-Aspekt. Wei-Qi ist in der Haut verteilt und schützt den Körper vor Krankheit auslösenden äußeren Faktoren, Chinesisch Liu Yin.

Die allgemeinen Funktionen von Qi sind:

- umwandeln
- transportieren
- halten
- heben
- schützen
- wärmen

Die Pathologie von Qi ist:

- Qi-Mangel
- Qi-Stagnation
- absinkendes Qi
- rebellierendes Qi

Xue, das Blut

Blut in der chinesischen Medizin geht etwas an der Vorstellung der westlichen Medizin vorbei. Beide Medizinsysteme nutzen zwar das gleiche Vokabular, die Inhalte werden jedoch unterschiedlich dargestellt.

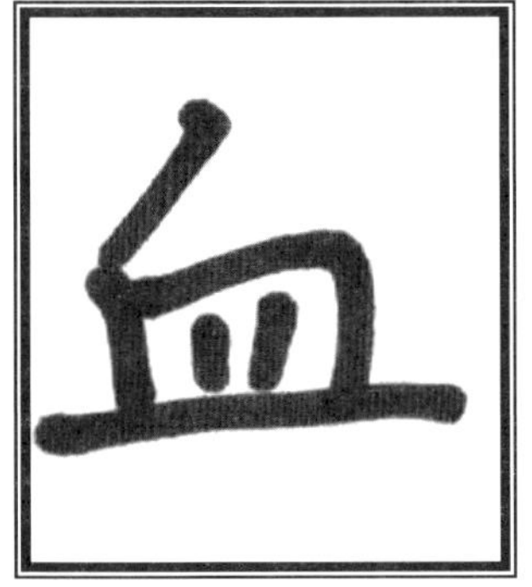

Beschreibung des Schriftzeichens[7]

Wir sehen hier eine moderne Schreibweise von Xue-Blut. Grob formuliert werden hier der kleine und der große Blutkreislauf dargestellt. Der kleine Querstrich symbolisiert einen Blutstropfen, der die vorgegebenen Bahnen verlässt.

Blut ist gemäß der Traditionellen Chinesischen Medizin zu begreifen als eine festere, materiellere Form von Qi.

Im Sinne von Yin und Yang ist Blut nun Yin im Vergleich zu Qi, da Yin das weibliche, strukturelle, bewahrende Prinzip ist und im Bild einer Mutter entspricht.

Die Funktionen von Blut sind:

- ernähren
- befeuchten
- materielle Basis für Shen

Im Einzelnen hat Blut die Aufgabe den Körper zu ernähren. Alle Organe und Strukturen werden somit vom Blut versorgt.

Des Weiteren hat Blut die Aufgabe zu befeuchten. Diese elementare Funktion ist bei Qi nicht enthalten!

So nährt zum Beispiel das Leber-Blut die Augen und das Herz-Blut die Zunge.

Zum Schluss bildet Blut die materielle Grundlage für Shen, der für unser Bewusstsein verantwortlich ist. Shen, der Geist belebt den Körper.

---

[7] Klassische Schriftzeichen für Xue

Der Begriff „Blut“ aus der chinesischen Medizin darf nicht verwechselt werden mit dem Blut-Begriff der westlichen Medizin!

Darstellung von Funktionsbeziehungen des Blutes

Blut als eine der fünf Lebenssubstanzen hat unterschiedliche Beziehungen zu dem Zang Fu System.

Grundsätzlich korrespondiert Blut mit allen Zang Fu, hat jedoch zu:

- Milz, Chinesisch Pi
- Herz, Chinesisch Xin
- Leber, Chinesisch Gan

eine besonders enge Beziehung.

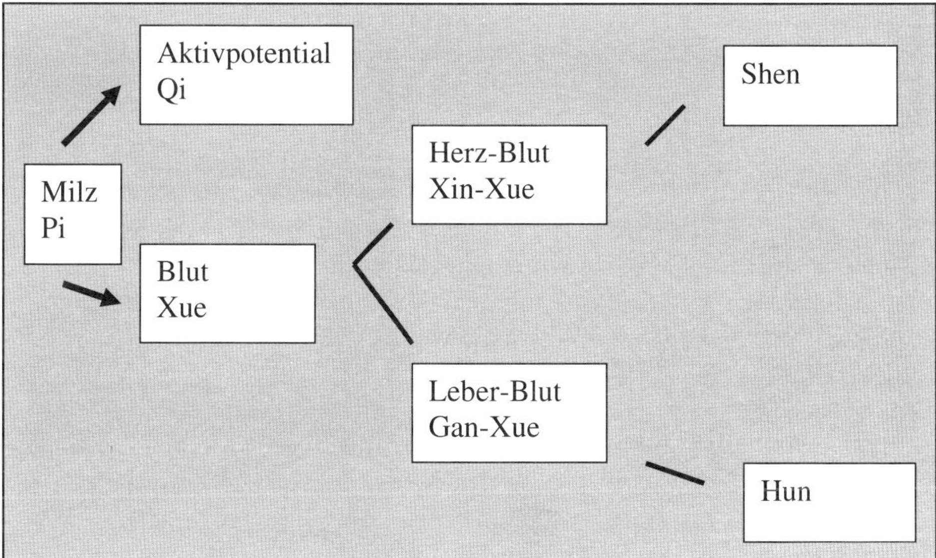

Han, die Kälte

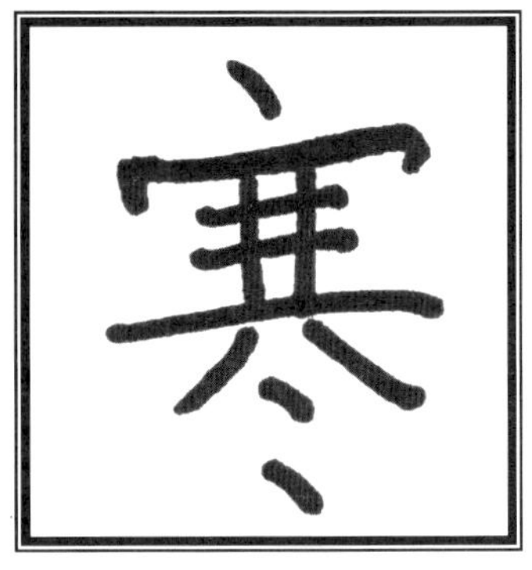

Beschreibung des Schriftzeichens[8]

Das Schriftzeichen zeigt einen Menschen, der sich unter einem Dach in Stroh eingewickelt hat. Er schützt sich vor Kälte.

Nach einer anderen Interpretation sehen wir ein Haus, in dem ein Brunnen ist. Ist es bei Frost nicht schön einen eigenen Brunnen unter dem Dach zu haben?

Kälte ist ein Yin-Pathogen, schädigt somit das Yang und führt daher zu einer Stagnation von Qi und Blut. Das charakteristische Merkmal der Kälte ist das Zusammenziehen, deshalb zieht es den Körper zusammen. Das Qi und Xue fließt etwas verzögert und es kommen Symptome auf wie bei einer gewöhnlichen Erkältung, oder wie die Amerikaner sagen "common cold disease". Wir haben hier Symptome wie Frösteln, Schüttelfrost, Steifigkeit der Muskulatur und Gelenke.

Neben den Erkältungskrankheiten sind hier insbesondere Rückenschmerzen eine denkbare und vor allem auch dankbare Indikation. Ein Anhalten der Kälte führt zu einer Qi-Stagnation und diese führt eine Xue-Stagnation nach sich. Sollte das Muster unbehandelt bleiben, so weist Franz Thews in seinen Vorträgen darauf hin, dass sich dies ebenfalls in Schleim umwandeln kann.

Sprachliche Annäherung

Die chinesische Sprache ist über große Bereiche eine bildliche Sprache. Aufgrund dessen ist es sinnvoll die sprachliche Botschaft in ein bildliches Verständnis überzuführen.

Für Kältekrankheiten kann deshalb formuliert werden:

- Unterkühlung
- Verkühlung
- Erkältung

---

[8] Klassische Schriftzeichen Han

Chinesische Redewendungen

In der Traditionellen Chinesischen Medizin gibt es eine große Anzahl von Redewendungen als stilistisches Mittel, um sich theoretische Inhalte besser einzuprägen.

Für Kältekrankheiten wird formuliert:

- Kälte macht wässrige Flüssigkeiten
- Kälte zieht zusammen
- Kälte macht Schmerzen

Kälte macht wässrige Flüssigkeiten

Nach dem obigen Merksatz kann der pathogene Faktor bei wässrigen Flüssigkeiten erwartet werden:

- wässriges Nasensekret
- wässriger Durchfall
- wässriger Ausfluss
- häufiges Urinieren

Kälte zieht zusammen

Wie wir es aus der Natur kennen, zieht Kälte zusammen. Dies wurde in der chinesischen Medizin aufgenommen. Aufgrund dessen kommt es zu folgenden Symptomen:

- schneidende Schmerzen
- kolikartige Schmerzen
- Spasmen

Kälte macht Schmerzen

Nach dem obigen Merksatz kann der pathogene Faktor Kälte zu Schmerzen führen. Dies liegt daran, dass Kälte zusammenzieht und sowohl Qi als auch Blut nicht mehr fließen können. Da diese Lebenssubstanzen nun stagnieren, kommt es zu Schmerzen.

Indikationen

Hauptanwendungsgebiet für die Moxa-Therapie sind insbesondere die

- chronischen Krankheiten

Im Einzelnen können diskutiert werden:

- chronische Bronchitis
- Asthma bronchiale
- Immunschwäche
- Infektanfälligkeit
- chronische Diarrhöe
- Verdauungsschwäche
- Colon nervosa
- Hypotonie
- Erschöpfungssyndrom
- Melancholie
- Depression
- Durchblutungsstörungen
- sexuelle Unlust
- Verlust der Lebensfreude oder -Qualität
- Impotenz
- Frauenheilkunde
    - Zyklusstörungen
    - Blutungsstörungen
- Ödeme
- Erkrankungen der Knochen und Gelenke
    - Arthrose
    - Osteoporose
    - degenerative Gelenkerkrankungen
    - Rückenschmerzen
- Steigerung der Leistungsfähigkeit
- Gesundheitsvorbeugung

Es ließen sich noch viele weitere Symptome und Krankheiten, sowie individuelle Leidensdruck im Bereich der psycho-somatischen Erkrankungen darstellen.

Symptome und Indikationen erfassen die Moxa-Therapie nur unzureichend. Wir können die Moxa-Therapie fast in allen Bereichen der Medizin einsetzen. Zu nennen sind hier unter anderem:

- Pädiatrie
- Gynäkologie
- Orthopädie
- innere Medizin
- Urologie
- Pulmologie
- Allergologie

Eine Betrachtung der Moxa-Therapie darf und kann nicht auf das Aufzählen von Indikationen reduziert werden. Hier sind besonders wieder die energetischen Aspekte zu berücksichtigen.

Energetisch ist Moxa angezeigt bei allen Leere-Mustern, außer bei einem Yin-Mangel!

Therapeutische Möglichkeiten

Da sich sowohl die Akupunktur, als auch die Moxa-Therapie gleichberechtigt in der Traditionellen Chinesischen Medizin wieder finden lassen, ist ein großer therapeutischer Bereich zu definieren.

Moxa-Therapie kann:

- Meridiane erwärmen
- Kälte zerstreuen
- Blut bewegen
- Qi stärken
- Yang-Energie stärken
- Krankheiten vorbeugen

Innerhalb der Traditionellen Chinesischen Medizin findet Moxa bei:

- Wind-Krankheiten
- Kälte-Krankheiten
- Feuchtigkeits-Krankheiten[9]
- Schleim-Prozessen
- Blockaden des Qi
- Blockaden des Xue
- Leere-Krankheiten
- Yang-Mangel-Zuständen

eine große therapeutische Anwendung.

Praxistipp

Als Praxistipp kann die Empfehlung ausgesprochen werden, zwischen einzelnen Akupunktursitzungen, die sich um die Regulierung des Energiegleichgewichts bemühen, häufige Moxa-Sitzungen durchzuführen.

[9] Alternativ kann hier auch Nässe diskutiert werden; Feuchtigkeit und Nässe sind synonym zu verwenden

Kontra-Indikationen

Grundsätzlich fügt die Moxa-Therapie sowohl Wärme als auch Hitze zu.

Deswegen können Hitze-Erkrankungen im Kontext zur chinesischen Medizin als Kontra-Indikationen diskutiert werden.

- Fieber
- akute infektiöse Erkrankungen
- akute Entzündungen
- Diabetes
- Blutungen während der Menstruation
- Schwangerschaft
- große Unruhe
- Schlaflosigkeit
- Plethora, ein Begriff aus der Humoralmedizin

Innerhalb der Traditionellen Chinesischen Medizin gelten als Kontra-Indikationen:

- Hitze-Erkrankungen[10]
- Yang-Fülle-Krankheiten
- Yin-Leere-Krankheiten

[10] Hitze und Feuer in der TCM von Franz Thews und Markus Ritz, ISBN: 978-3-936456-35-6

Artemisia vulgaris, Beifuß

Obwohl in der Entwicklung zur Moxa-Therapie in China unterschiedliche Substanzen zum Einsatz kamen, hat sich letztendlich „Beifuß“ durchgesetzt.

Beifuß, chinesisch Qing Hao, wird in der Pharmakologie zur chinesischen Medizin wie folgt diskutiert.

Die Arzneimittel werden gemäß ihren energetischen Eigenschaften so eingesetzt, dass sie auf ein vorhandenes Krankheitssyndrom

- regulierend
- harmonisierend
- Körperkraft stärkend

wirken.

Das setzt eine exakte Musterdiagnostik und genaue Kenntnisse der Arzneimitteleigenschaften voraus.

Energetische Beurteilung von Artemisia vulgaris

Artemisia vulgaris kann gemäß der Terminologie zur TCM wie folgt definiert werden:

Chinesischer Name
- Qing Hao

Temperaturverhalten
- kalt

Geschmack
- bitter

Wirkrichtung
- tief

Wirkort
- innen

Funktionsbeziehung
- Leber
- Gallenblase

Wirkung
- Hitze kühlend
- Xue kühlend
- Sommerhitze eliminierend

Ein klassischer chinesischer Arzt[11] schreibt:

Beifuß ist bitter und scharf, frisch ist er warm, zubereitet heiß. Er hat reinen Yang-Charakter, bringt die schwindende Yang-Energie zurück und öffnet die zwölf Leitbahnen. Innerlich genommen dringt er in die drei Yin ein, bewegt Qi und Xue, vertreibt Kälte und Feuchtigkeit, wärmt den Uterus, stoppt Blutungen, wärmt die Mitte und öffnet Stauungen, reguliert die Menstruation und verhindert Fehlgeburten. Gebrannt erreicht er alle Meridiane und heilt viele Krankheiten.

[11] Geht angeblich auf den Arzt Ben Cao Cong Xin zurück. Die Aussage steht im Widerspruch zur obigen

Neben der medikamentösen Anwendung als Dekot wird Beifuß insbesondere zur Moxibustion verwendet.

Die Moxibustion oder kurz Moxa, Chinesisch Jiu, hat in der Chinesischen Medizin eine herausragende Bedeutung. Moxa brennt langsam und gleichmäßig, die milde Wärme dringt tief ein und verbreitet ein angenehmes Gefühl.

Bei der Moxibustion unterstützt man die schon genannten Qualitäten der Beifuß-Blätter mit Hilfe der Wärme des Feuers.

Aus dem Klassiker Ling Shu:

- Wenn das Blut einfriert und stockt, lässt sich dies nicht ohne Feuer beseitigen.

- Ist der Puls schwach geworden, kann dies nur durch Brenntherapie behandelt werden. Bei schwachem Puls staut sich auch das Blut; unter solchen Umständen ist das Blut kalt. Deshalb soll es durch Brenntherapie behandelt werden.

Mit der Moxibustion will der Therapeut:

- die Leitbahnen erwärmen
- die Kälte zerstreuen
- Qi bewegen
- Blut bewegen

Wird das Qi erwärmt, bewegt es sich schneller und bewegt auch das Blut besser mit.

Artemisia vulgaris selbst erzeugt eine milde Wärme beim Abbrennen und

- reguliert die Leitbahnen
- eliminiert Kälte
- eliminiert Nässe
- tonisiert Yang

Folgendes Zitat[12] zeigt diese Wirkung auf:

Ist das Yang geschwächt, kann Yin im Überschuss vorhanden sein, dann ist der Mensch kalt, erstarrt oder wird sogar ohnmächtig. Das Yang ist die Lebens-Quelle des menschlichen Körpers.

Mit Hilfe der Moxibustion kann das schwindende Yang wieder gestärkt werden. Jedoch muss die Behandlung rechtzeitig erfolgen, damit das Zhen-Qi, die Vital-Energie, nicht schon zu sehr geschwächt ist.
Wir können mit Moxa auch Krankheiten vorbeugen

- ist das Yang stark, so ist auch das Wei-Qi stark,
- pathogene Störfaktoren können nicht so leicht von außen eindringen.

Um Krankheiten vorzubeugen, muss der Therapeut das Wei-Qi und die Mitte stärken und kann somit bestimmte Akupunkturpunkte regelmäßig moxen.

- Moxibustion soll also bei Leere und Schwäche der Yang-Energie
- bei von Kälte verursachten Krankheiten der Yin-Leitbahnen, bei chronischen Durchfällen, Ödemen und weiteren Erkrankungen

angewandt werden.

Vorsicht bei der Moxa-Therapie ist bei allen Erkrankungen mit Hitze-Charakter und Yin-Mangel geboten.

[12] Frei übersetzt aus dem Huang Di Nei Jing

Material und Ursprung der Moxibustion

Seit je her verwendet man zur Moxibustion eine Artemisia-Art, zu Deutsch Beifuß, welche entweder in Pulver, Zunder oder Wolle aufgearbeitet wird.

Die genaue Artemisia-Art ist:

- Artemisia vulgaris variatio indica
- Artemisia sinensis
- Artemisia officinalis

Im Huang Di Nei Jing heißt es im Bezug auf die Moxa-Therapie:

„... die Menschen wohnen hier in Wind, Kälte und Eis... Die Organe empfangen durch die Kälte entsprechende Fülle-Muster. Um diese zu behandeln, bevorzugt man Moxen und Fackeln..."

Die Moxibustion wurde folglich in kalten Regionen ausgeübt.

Selbstverständlich lässt sich die wärmende Therapiemethode auch mit anderem Material durchführen. Hierbei kommen zum Beispiel Tabak oder glimmende Bambusstäbchen in Betracht.

Doch ist bei diesem Aspekt zu beachten, dass gerade das besondere Moxa-Kraut mit seinen individuellen therapeutischen Eigenschaften die Wirkung verstärken kann, was bei herkömmlichem Tabak oder glimmenden Stäbchen nicht der Fall ist.

Hier sei angemerkt, dass die primäre Eigenschaft der „Artemisia" die heiße Energie darstellt und somit für die Moxa-Therapie mehr als nur prädisponiert ist.

Zudem würde Tabak zu heiß abbrennen, was therapeutisch nicht erwünscht wäre.

Diese Tradition mittels Moxibustion zu behandeln, hat sich in mehreren asiatischen Ländern bis in die heutige Zeit bewährt und nimmt auch immer mehr im Westen an Bekanntheit zu.

Das Material und seine Form

Beifuß wird entweder als grobes oder feines Pulver verarbeitet. In einem Mörser entfernt man durch Reiben des Krauts den anfallenden Staub. Danach wird dieses Pulver zu Kegeln oder Kugeln geformt. Der Zweck bestimmt die Größe. Das Zugeben eines Bindemittels erlaubt die Verarbeitung zu Räucherstäbchen.

Ferner kann Beifuß auch in eine Art „Wolle“ verarbeitet werden. Diese wird primär zur Herstellung von Kegeln verwendet, mit diesen man bevorzugt die Therapiemethode „heiße Nadel“ durchführen kann.

Weiterhin kann man so genannte Beifußröllchen formen. Diese lassen sich selbst herstellen, indem man 10-15 cm lange und 6-8 cm breite Stücke eines Zigaretten ähnlichen Papiers zurecht schneidet, dieses mit Artemisiapulver oder -wolle füllt und einrollt. Das Füllmaterial soll etwa 1mm dick sein. Daraus entstehen 10-15cm lange Stäbchen. Eine Stricknadel kann als Stütze beim Einrollen benutzt werden.

Zuletzt lassen sich auch Zigarettenhülsen mit Moxa-Kraut füllen und zum Erwärmen von Akupunkturpunkten nutzen. Natürlich kann man auch Moxa-Zigaretten mit Zigarettenpapier rollen, nur sollten diese nicht geraucht werden.

Faktoren für die Moxa-Qualität

Geeignet für die Moxa-Therapie ist besonders die Moxa-Wolle mit ausreichender Qualität. Diese Qualität wird besonders durch die Ernte bedingt.

Folgende Faktoren sollten beachtet werden:

- Verunreinigungen bei der Ernte vermeiden
- schnell und schonend trocknen
- möglichst lange lagern

Aus unserer Sicht jedoch lohnt sich die Herstellung von Moxa-Wolle auf keinen Fall. Zu aufwendig würden sich das Sammeln und Aufbereiten darstellen.

Heute gibt es im Fachhandel zur Chinesischen Medizin ausreichend viele Angebote.

www.akupunkutrbedarf.org

Aufbewahrung von Moxa

Grundsätzlich kann Moxa-Kraut ähnlich gelagert werden wie kostbare Zigarren.

Hierbei sind folgende Grundlagen zu beachten:

- kühl
- dunkel
- trocken

Das Moxa, entweder als Kraut oder in Rollen gepresst, sollte in einem dicht verschließbaren Gefäß aufbewahrt werden.

Das Gefäß mit dem entsprechenden Inhalt ist trocken aufzubewahren und vor Feuchtigkeit zu schützen.

Da sich in der Moxa-Wolle auch gerne mal Motten oder anderes Ungeziefer aufhalten, ist natürlich darauf zu achten, dass die Moxa-Qualität durch Motten und Ungeziefer nicht negativ beeinträchtigt wird.

Komplikationen der Moxa-Therapie

Meist stört die Rauchentwicklung bei der Moxa-Therapie, dies kann besonders bei intensivem Gebrauch von Moxa ein Problem darstellen.

Es können aber darüber hinaus noch weitere Reaktionen beobachtet werden.

Während der Therapie

- Brennschmerz während der Therapie
- Verbrennungen unterschiedlicher Intensität
- Kollaps

Nach der Therapie

Wird die gemoxte Stelle durch die Therapie rot, so ist keine weitere Maßnahme notwendig.

Darüber hinaus beobachten wir jedoch:

- Eiterungen
- Verbrennungen

Komplikationen während der Moxa-Therapie

Wie schon beschrieben, kann es während der Therapie zu:

- Brennschmerz während der Therapie
- Verbrennungen unterschiedlicher Intensität
- Kollaps

kommen.

Jedoch sind diese Komplikationen relativ selten.

Der Patient sollte jedoch auf die Therapie mit Moxa vorbereitet werden. Es wäre deshalb sinnvoll, ihn kurz über den Sinn der Therapie aufzuklären, warum das so abbrennen muss. Nach dieser kurzen Aufklärung kann sich der Patient anschließend besser auf die Therapie vorbereiten.

Er kann sich eine entspannte Position für die Therapie aussuchen. Möglicherweise ist es sinnvoll vorher noch auf die Toilette zu gehen, da die Therapie nur schlecht unterbrochen werden kann.

Es sind oft die kleinen Dinge, die eine Therapie kompliziert machen. Stellen sie sich nur vor, sie müssten aufs WC in der Zeit, wo das Moxa-Kraut abbrennt. Anstatt diese angenehme Wärme und Entspannung genießen zu können, werden sie sich immer stärker verspannen.

Komplikationen nach der Moxa-Therapie

Komplikationen sind bei der Moxa-Therapie sehr selten!

In seltenen Fällen kommt es nach der Moxa-Therapie zu einer Blasenbildung. Des Weiteren kann ein intensiver Wärmeschmerz für längere Zeit halten.

Sollte es während der Moxa-Therapie zu kleineren Brandblasen oder Verbrennungen gekommen sein, müssten diese versorgt werden.

Jedoch sind diese Komplikationen sehr selten und sehr unwahrscheinlich. Nichtsdestotrotz müssten Vorbereitungen getroffen werden.

Wo darf nicht gemoxt werden

Grundsätzlich darf nicht an Stellen mit wenig oder nicht ausreichender Muskulatur gemoxt werden.

Das wäre insbesondere in der Nähe von

- Sinnesorganen
- Gefäßen
- Sehnen
- knöcherner Struktur
- Haare

Darüber hinaus werden in der klassischen Literatur so genannte verbotene Akupunkturpunkte definiert. Dies wird jedoch in der Literatur sehr unterschiedlich dargestellt und wird in dieser Abhandlung nicht weiter erörtert.

Früher, wo das Wissen noch mystisch und geheimnisvoll war, wo es nur wenig Eingeweihte gab, wurden Regeln aufgestellt, die sich in der modernen Zeit nicht immer halten lassen.

Unterschiedliche Moxa-Techniken

Die Traditionelle Chinesische Medizin bietet eine Methodenvielfalt. Genauso wie es bei der Akupunktur unterschiedliche Nadeltechniken gibt, gibt es unterschiedliche Moxa-Techniken bei der Moxibustion.

Die Moxibustion kann in unterschiedliche Bereiche gegliedert werden. Verschaffen wir uns erst einmal einen kurzen Überblick.

Wir kennen:

- indirektes Moxen
- direktes Moxen

Diese können weiter gegliedert werden in:

Indirektes Moxen:

- Moxa-Zigarette
- Moxa-Zigarre
- Moxa-Instrumente
    - Moxa-Box
- Moxa-Hütchen

Direktes Moxen:

- Reiskorn-Moxa
- Moxa-Kegel

Das indirekte und direkte Moxen kann noch mit Isolationsschicht versehen werden. Hierbei werden folgende Substanzen und Materialien bevorzugt:

- Moxa auf Knoblauch
- Moxa auf Schnittlauch
- Moxa auf Eisenhut
- Moxa auf Ingwer
- Moxa auf Pfeffer
- Moxa auf (Heil)-Erde
- Moxa auf Zwiebel
- Moxa auf Zimt
- Moxa auf Schalotten
- Moxa auf Salz
- Moxa auf Croton
- Moxa auf Medikamentenpulver

Zudem können zur Moxa-Therapie weitere Hilfsmittel eingesetzt werden:

- Moxa-Box, klein
- Moxa-Box, groß
- Moxa-Bügeleisen
- Moxa-Halter
- Moxa-Instrumente
- Moxa-Taschenofen

Die Kombination der Moxa-Therapie mit der Akupunktur ist ebenfalls möglich. Wir nennen dies:

- warme oder heiße Nadel
- Feuer-Nadel

Abschließend sei noch erwähnt, dass die Moxa-Therapie:

- ohne Narbenbildung
- mit Blasenbildung
- mit Narbenbildung

einhergehen kann.

Vorbereitung des Patienten

Vor der eigentlichen Therapie sollten einige Vorbereitungen getroffen werden.

Der Patient sollte vor dem Moxen über die Wirkung und die Folgen der Moxa-Therapie aufgeklärt werden.

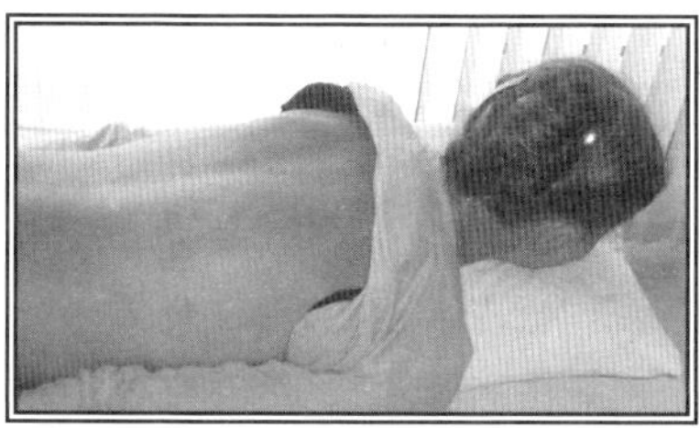

Des Weiteren soll der Patient die richtige Stellung oder Position zum Moxen einnehmen.

Nicht immer ist die liegende Position für den Patienten, aber auch für den Therapeuten, die Optimale.

Der Patient muss während der Behandlung für eine gewisse Zeit in der Position verharren und darf sich nicht zuviel bewegen, da sonst das brennende Moxa den Patienten verbrennen könnte.

Grundsätzlich kann die Moxa-Behandlung im

- Sitzen
- Liegen

durchgeführt werden.

Nach dem Aufsetzen und Anzünden von Moxa darf sich der Patient nicht mehr so viel bewegen. Aufgrund dessen möge der Patient eine entspannte Position einnehmen, um so die Zeit des Moxens zu überbrücken.

Die Chinesischen Ärzte kennen eine Redewendung zur Position des Patienten:

> Behandle im Liegen, wenn Sitzen nicht notwendig!
> Behandle im Sitzen, wenn Stehen nicht erforderlich!
> Behandle nur ausnahmsweise im Stehen!

Nachbereitung des Patienten

Nach dem Beenden der Moxa-Therapie kann es an der Stelle zu

- Erythem
- seröses Exsudat
- Verbrennungen

kommen.

Zumindest das Erythem kann als normale und vor allem auch erwünschte therapeutische Reaktionen angesehen werden!

Das seröse Exsudat mag störend sein, dürfte aber kein Problem darstellen. Auf entsprechende Versorgung der Stelle ist hinzuweisen.

Verbrennungen sind unter allen Umständen zu vermeiden. Sollte es trotzdem passieren, muss die Brandwunde entsprechend versorgt werden.

Schmerzen nach der Moxa-Therapie

Sollte nach dem Moxen die Stelle schmerzen, kann eine kühlende Salbe aufgetragen werden. Auch sanftes Reiben kann den Schmerz positiv beeinflussen. Sollten jedoch Verbrennungen die Ursache darstellen, sind diese ausreichend zu versorgen.

Diese Reaktion ist als individuelle vegetative Reaktionslage zu interpretieren.

Seröse Absonderungen der Haut

In einzelnen Fällen kann es beim Moxen zur Absonderung von serösem Exsudat aus der Haut kommen. Diese Reaktion muss unter sterilen Bedingungen versorgt werden.

Verbrennungen der Haut

Sehr selten kommt es beim Moxen zu Verbrennungen der Haut.

Dies kann auch geschehen, wenn auf dem Rücken gemoxt wird und der Patient niesen muss, oder sich bewegt. Hierbei kann etwas heißes Moxa oder Glut auf die Haut fallen und diese verbrennen.

Die häufigste Ursache ist in der fehlenden Technik und unachtsamen Umgang mit Moxa zu suchen. Sollte es nun zu derartigen Verbrennungen kommen, wird die Stelle entsprechend mit Brandsalbe und Verband versorgt.

Hinweis für den Patienten

Bis auf die Verbrennung der Haut, die als Kunstfehler zu bezeichnen und unter allen Umständen zu vermeiden ist, sind die geschilderten Reaktionen ein Anzeichen für das Gelingen der Therapie.

Der Patient ist auf die stark belastete Gewebesituation hinzuweisen und es sollte eine weitere Behandlung nach drei bis fünf Tagen angestrebt werden. Zudem ist es sehr sinnvoll, wenn der Patient in der Zeit nach dem Moxen vermehrt trinkt.

Nach der Behandlung

Der Patient ist darauf hinzuweisen, dass er nach der Moxa-Behandlung möglichst warme Getränke zu sich nimmt.

Besonders zu empfehlen sind hierbei

- warmes Wasser
- Tee

Die Moxa-Therapie regt den Organismus unterschiedlich stark zum Entgiften, Aus- und Ableiten an. Deswegen ist es sinnvoll, den Körper mit geeigneten Maßnahmen zu entlasten.

An dieser Stelle eine Anmerkung zum Kaffee.

Bei regelmäßigem Kaffeegenuss entsteht ebenfalls ein Verlust, wobei gemäß der Traditionellen Chinesischen Medizin Flüssigkeit verbraucht wird.

Es wird durch Kaffeegenuss die Diurese angeregt. Eine verstärkte Diurese schwächt die Niere, insbesondere das Nieren-Yang und führt zu einer Schwäche von unterem Rücken und Knie.

Des Weiteren ist Kaffee per Definition "heiß", das heißt, das Koffein kann den Geist stören, was zu Unruhe und Schlafstörungen führen kann. Der Patient sollte also während der Therapie mit Moxa seinen Kaffeekonsum deutlich reduzieren.

Allgemeine Anleitung - Schritt für Schritt

Obwohl es unterschiedliche Moxa-Techniken gibt, sind einige therapeutische Schritte beim Moxa-Verfahren ähnlich.

Vorbereiten der Materialien

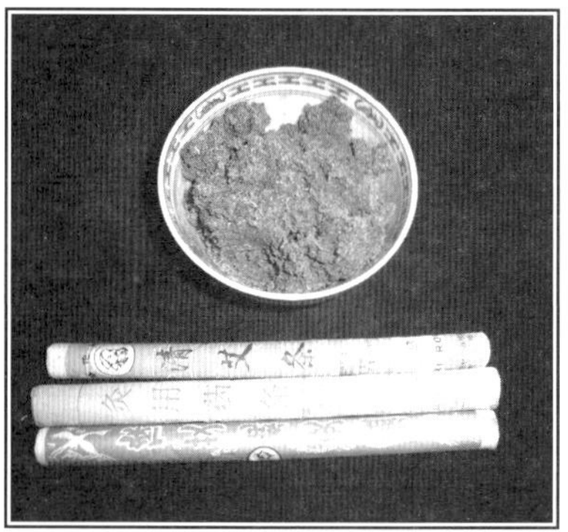

Für die Moxa-Behandlung werden entsprechende Materialien benötigt. Diese legt sich der Therapeut zurecht. Sei es nun Moxa-Wolle oder die Moxa-Stangen, die es in unterschiedlichen Qualitäten gibt.

Vergessen Sie nicht das Feuerzeug oder die Streichhölzer.

Vorbereiten des Patienten

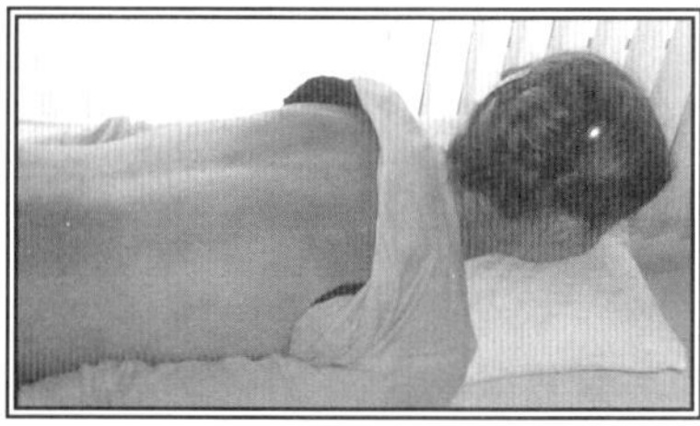

Für die Moxa-Behandlung muss sich der Patient entkleiden. Wir bitten den Patienten sich in die entsprechende Position zu legen oder eine für ihn angenehme Stellung einzunehmen. Die Moxa-Therapie kann auch im Sitzen durchgeführt werden.

Anzünden der Moxa

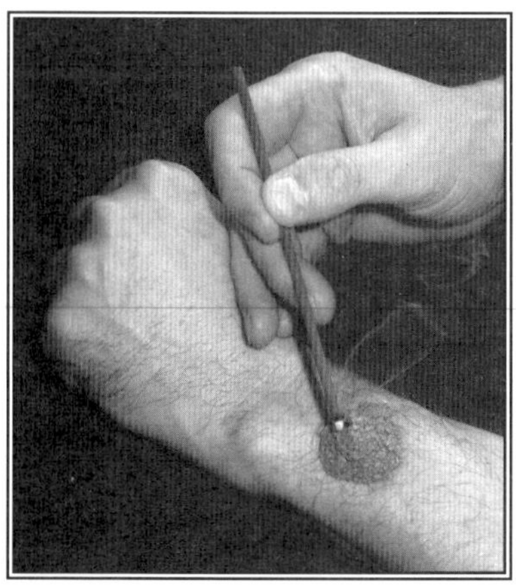

Je nach Technik wird das Moxa präpariert und angezündet. Hierbei achtet der Therapeut darauf, dass sich keine Glut löst und eventuell den Patienten verbrennt.

Optisch sieht es natürlich besser aus, wird das Moxa mittels eines Räucherstäbchens angezündet.

Praktischer dürfte es jedoch in der Praxis mit dem Feuerzeug geschehen.

Beenden der Moxa-Therapie

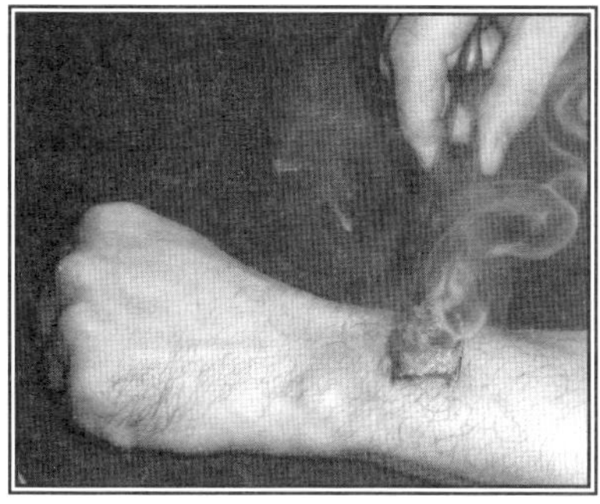

Nach einer gewissen Zeit wird das Moxa soweit abgebrannt sein, so dass der Patient einen Brennschmerz verspürt. Jetzt muss das heruntergebrannte Moxa entfernt werden.

Hierzu gibt es mehrere Möglichkeiten. Eine elegante Methode ist, das Moxa-Kraut am Fuße mit der Pinzette zu fassen und entsprechend zu entfernen.

Vorsicht walten lassen

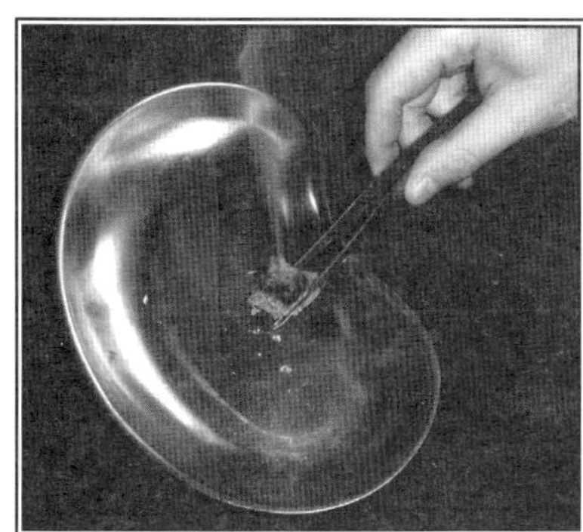

Da wir mit Feuer und Glut arbeiten, ist eine entsprechende Brandgefahr nicht ganz auszuschließen.

Deswegen sollte das entsorgte Moxa nicht mit brennbaren Materialien in Kontakt kommen.

Nicht sofort den Abfall im Papierkorb entsorgen, sondern abwarten, bis alle Glutnester erloschen sind.

Reaktion durch die Moxa-Behandlung

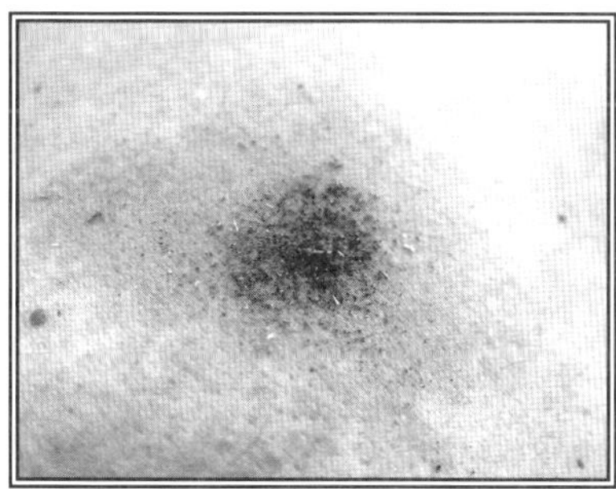

Aufgrund der Wärmeentwicklung bei der Moxa-Therapie wird die Haut stärker durchblutet und es kommt zudem zu einer entsprechenden Rötung der Stelle. Diese Reaktion ist erwünscht.

Hier sehen wir eine deutliche Rötung und noch etwas Moxa auf der Haut.

Nachbehandlung der Moxa-Stellen

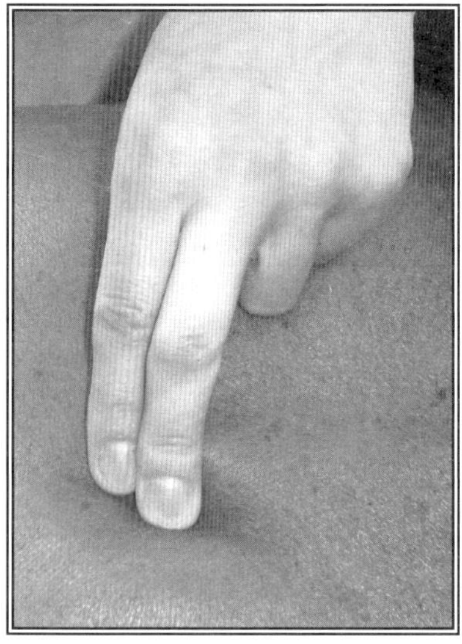

Je nach Reaktionslage kann eine Nachbehandlung notwendig sein. Normalerweise ist hierbei nicht viel zu beachten. Als sehr angenehm nach dem Moxen wird eine sanfte „Tui Na Massage“ empfunden, da diese Qi und Blut bewegen kann und die Wirkung der Moxa-Therapie günstig fördert.

Diese kann noch mit wärmenden Salben unterstützt werden.

Achten Sie dabei auch auf Selbstschutz und tragen sie bei Absonderungen auf der Haut entsprechende Handschuhe.

Wiederholung der Behandlung

Als Faustregel gilt, häufige Moxa-Behandlungen zwischen einzelnen Akupunktursitzungen sind möglich.

Cave

Bei Verbrennungen oder Absonderungen muss die Wunde unter sterilen Bedingungen versorgt werden.

Ein entsprechender Wundverband sollte angelegt werden.

Reiskorn-Moxa

Nehmen Sie etwas Moxa-Kraut oder -wolle und drehen diese zwischen den Fingern zu einer kleinen Kugel, etwa so groß wie ein Reiskorn.

Dieses Reiskorn legen Sie auf den zu behandelnden Akupunkturpunkt. Das Reiskorn-Moxa sollte so platziert werden, dass ein Verrutschen ausgeschlossen ist. Eventuell können Sie etwas Vaseline auf den Akupunkturpunkt geben und anschließend das Reiskorn-Moxa aufkleben. Eine weitere Möglichkeit wäre, die zu behandelnde Stelle leicht anzufeuchten.

Nun zünden Sie das Reiskorn-Moxa mittels eines Feuerzeugs oder glimmenden Räucherstäbchen an. Mit dem glimmenden Räucherstäbchen sieht das Ganze etwas professioneller aus.

Lassen Sie das Reiskorn-Moxa so weit abbrennen, bis ein intensives Wärmegefühl entsteht. Geben Sie dann das Reiskorn-Moxa mittels einer Pinzette in eine bereitstehende Nierenschale aus Metall. Sie können auch das Reiskorn-Moxa in die Nierenschale abstreichen.

Diesen Vorgang wiederholen wir 3 – 5 mal.

Achten Sie darauf, dass es am Akupunkturpunkt zu keiner Brandblasenbildung kommt.

Intensives Wärmegefühl ist erwünscht, jedoch vermeiden Sie Verbrennungen.

Wirkung gemäß TCM

- Stimulierung von Wei-Qi, dem Abwehr-Qi
- Stimulierung von Zhen-Qi, dem Wahren-Qi

Indikationen gemäß der westlichen Medizin

- Immunsystem stimulierend

somit kommt das Reiskorn-Moxa zum Einsatz:

- Zeiten erhöhter Infektanfälligkeit
- banale Infekte
- Abgeschlagenheit

Beliebte Akupunkturpunkte

- Di 4, Chinesisch He Gu
- Ma 36, Chinesisch Zu San Li

Reiskorn-Moxa an Ma 36, Chinesisch Zu San Li

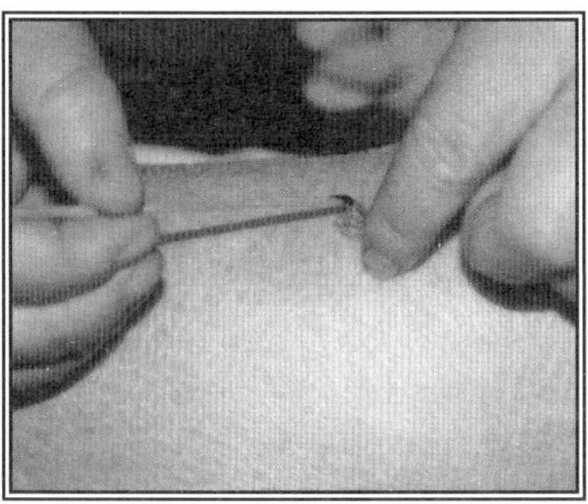

Diese Aufnahme aus dem Jahr 1993 ist an der Uni of TCM in Chengdu, China entstanden.

Behandelt wir eine Patientin mit Infektanfälligkeit und chronischen Erkrankungen der Atemwege.

Anmerkung

Reiskorn-Moxa kann immer durchgeführt werden, wenn wir hier im Westen in der Naturheilkunde oder der Volksmedizin das Immunsystem unspezifisch stimulieren würden.

Also immer, wenn Patienten Produkte mit

- Echinacea
- Zink
- Selen
- Vitamin C

einnehmen würden.

Besonders hat sich das Reiskorn-Moxa in der Kinderheilkunde bewährt. Zu dem ist diese Therapie sehr in der japanischen Volksmedizin / Akupunktur beliebt.

Schritt für Schritt beim Reiskorn-Moxa

Vorbereiten der Materialien

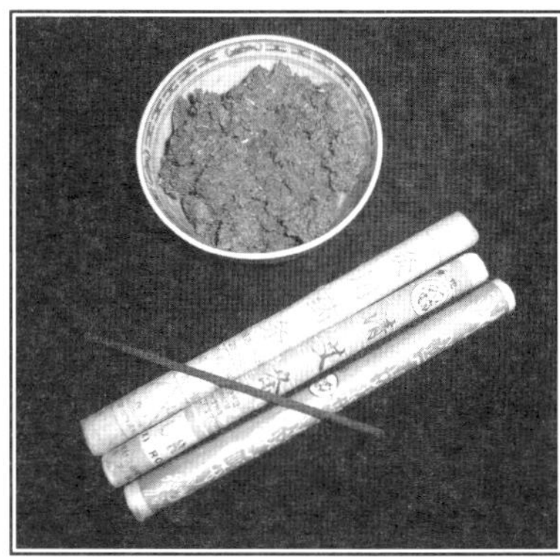

Für das Reiskorn-Moxa werden entsprechende Materialien benötigt. Diese legt man sich zurecht.

Sei es nun Moxa-Wolle oder die Moxa-Stangen, die es in unterschiedlichen Qualitäten gibt.

Es ist darauf zu achten, dass das Material von bester und feinster Qualität ist.

Vorbereiten des Patienten

Für die Reiskorn-Behandlung kann der Patient in der Regel sitzen. Wir bitten den Patienten sich in die entsprechende Position zu begeben oder eine für ihn angenehme Stellung einzunehmen.

Vorbereiten des Reiskorn-Moxa

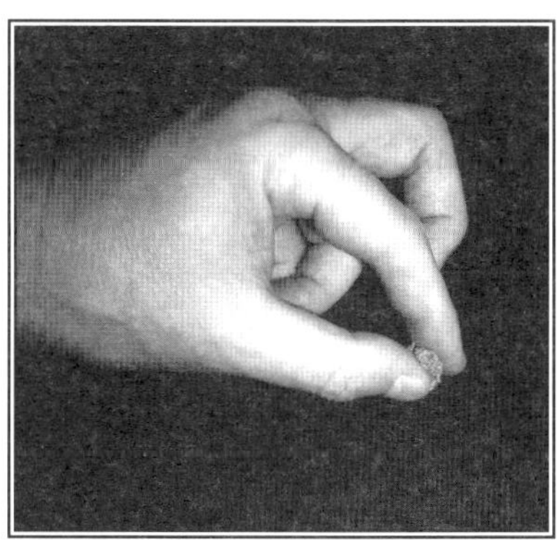

Aus dem Moxa-Kraut oder der Moxa-Zigarre wird etwas Moxa zwischen die Finger genommen. Nun dreht man aus dem losen Material eine kleine Kugel, etwas größer als ein Reiskorn. Es werden unterschiedliche Größen in der Literatur diskutiert, jedoch hat dies keinen wesentlichen Einfluss auf die Therapie, falls nicht zu überdimensional gearbeitet wird. Größen zwischen einem Reiskorn oder einem Maiskorn können als therapeutisch gelten.

Das Synonym für Moxa-Stange ist Moxa-Zigarre, beide Begriffe sind austauschbar.

Unterschiedliche Größen

Wir unterscheiden zwischen kleinen, mittleren und großen Moxa-Kugeln. In Anspielung an die Form nennt man es Reiskorn-Moxa, wobei bei meinen Besuchen an den TCM-Kliniken diese eher aussahen wie kleine Pyramiden.

Auflegen des Reiskorns an den Akupunkturpunkt

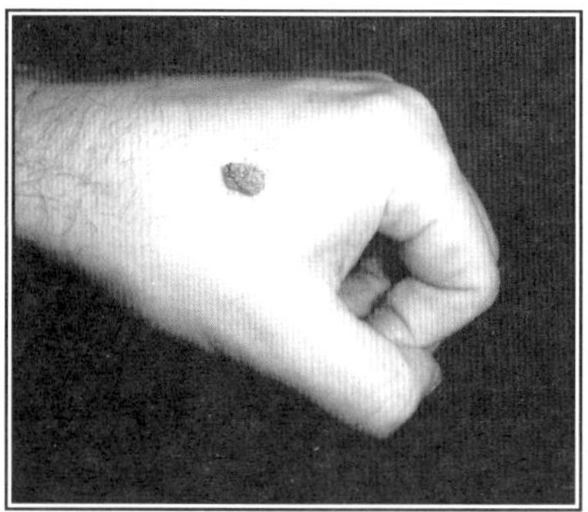

Das vorbereitete Moxa-Reiskorn muss auf den entsprechenden Akupunkturpunkt gelegt werden. Sollte es unter Umständen herunter rollen, kann das Anhaften etwas unterstützt werden. Hierzu wird etwas Wasser oder Vaseline am entsprechenden Akupunkturpunkt aufgebracht und anschließend das Reiskorn-Moxa angeklebt.

Anzünden der Reiskorn-Moxa

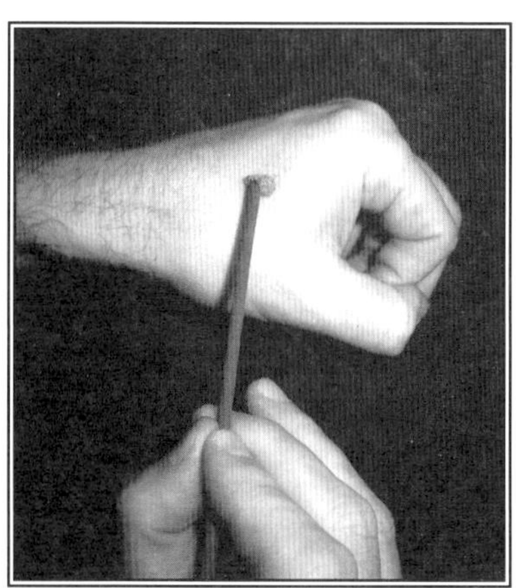

Je nach Technik wird das Reiskorn-Moxa präpariert und angezündet. Hierbei achtet der Therapeut darauf, dass sich keine Glut löst und es schon im Vorfeld der Therapie zu Verbrennungen kommt.

Beenden der Moxatherapie

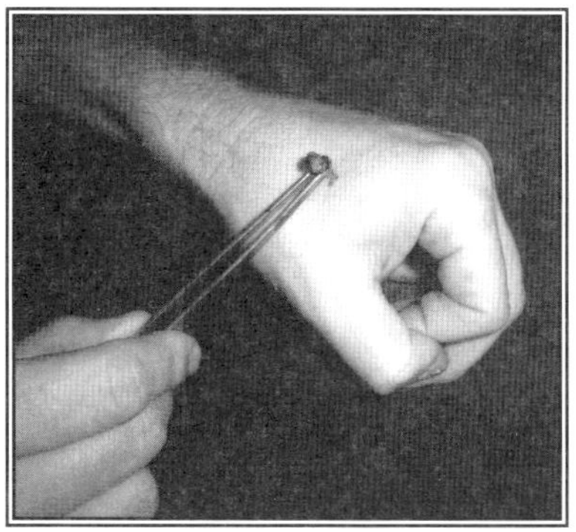

Nach einer gewissen Zeit wird das Moxa soweit abgebrannt sein, so dass der Patient einen Brennschmerz verspürt. Jetzt muss das heruntergebrannte Moxa entfernt werden. Hierzu gibt es mehrere Möglichkeiten.

Eine elegante Methode ist, das Moxa-Kraut am Fuße mit der Pinzette zu fassen und entsprechend zu entfernen.

Vorsicht walten lassen

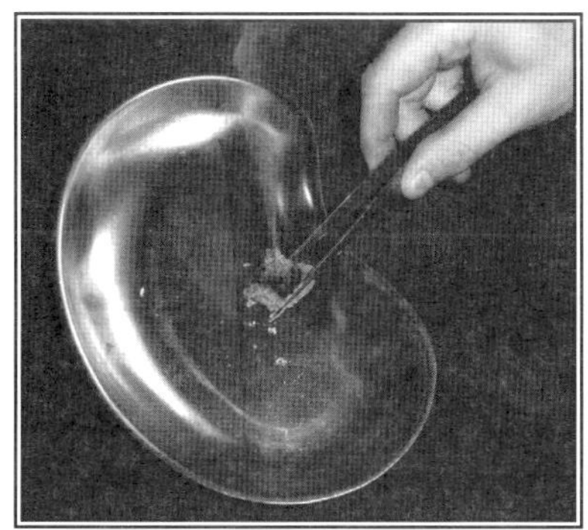

Da wir mit Feuer und Glut arbeiten, ist eine entsprechende Brandgefahr nicht ganz auszuschließen.

Deswegen sollte das entsorgte Moxa nicht mit brennbaren Materialien in Kontakt kommen. Nicht sofort den Abfall im Papierkorb entsorgen, sondern abwarten, bis alle Glutnester erloschen sind.

Nachbehandlung der Moxastellen

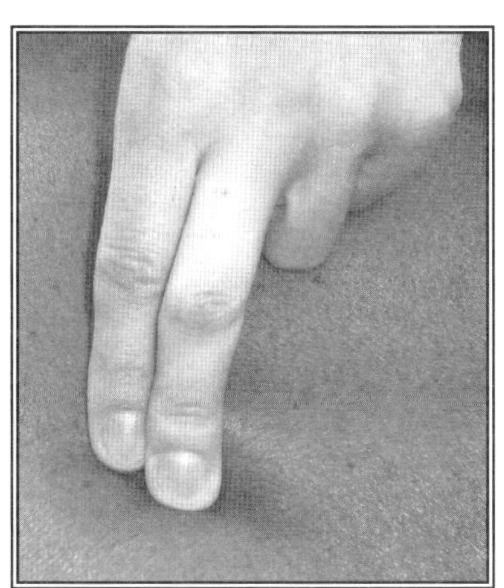

Je nach Reaktionslage kann eine Nachbehandlung notwendig sein. Normalerweise ist hierbei nicht viel zu beachten. Als sehr angenehm nach dem Moxen wird eine sanfte „Tui Na Massage“ empfunden, da diese Qi und Blut bewegen kann und die Wirkung der Moxa-Therapie günstig fördert.

Diese kann noch mit wärmenden Salben unterstützt werden. Achten Sie dabei auch auf Selbstschutz und tragen sie bei Absonderungen auf der Haut entsprechende Handschuhe.

Reiskorn-Moxa in China, TCM-Universität Chengdu

An der Uni für TCM in Chengdu, Provinz Sichuan arbeitet Frau Prof. Hu[13] sowohl bei den ambulanten, als auch bei den stationären Patienten.

Dr. Hu's Methode zur Stärkung des Zheng-Qi, das heißt die Stärkung des antipathogenen Qi sieht wie folgt aus.

Behandlung der

- Nieren-Schwäche
- Milz-Schwäche
- Lungen-Schwäche

Reiskorn-Moxa auf folgenden Punkten:

- Extrapunkt Bai Lao, 2 cun über LG 14[14] und 1 cun seitlich
- Extrapunkt Ding Chuan, 0,5 cun seitlich von LG 14
- Ma 36, Chinesisch Zu San Li
- Bl 13, Chinesisch Fei Shu
- Bl 20, Chinesisch Pi Shu
- Bl 23, Chinesisch Shen Shu
- Bl 43, Chinesisch Gao Huang Shu
- KG 4[15], Chinesisch Guan Yuan

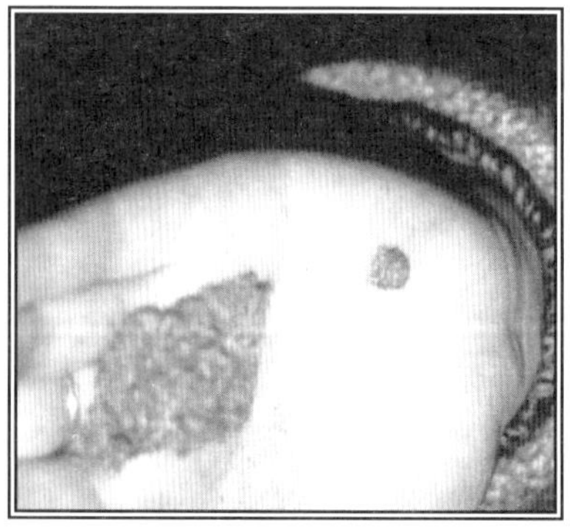

Pro Behandlung nur einen der oben genannten Akupunkturpunkte mit Reiskorn-Moxa[16] moxen und jeweils bei nächster Behandlung wechseln.

Zwei Behandlungen pro Woche sind zu empfehlen. 5-10 Reiskorn-Moxa sollten pro Akupunkturpunkt zur Anwendung kommen.

[13] 1993 war Franz Thews erstmalig bei Frau Prof. Hu in Chengdu
[14] Alternativ zu LG 14 wird in einigen Büchern auch Du 14 geschrieben
[15] Alternativ zu KG 4 wird in einigen Büchern auch Ren 4 geschrieben
[16] Wir sehen hier das Reiskorn-Moxa und etwas Moxa-Wolle

Erklärung der Akupunkturpunkte

Bl 13 und Bl 43, sowie die Extrapunkte Bai Lao und Ding Chuan stärken das Lungen-Qi. Die Lunge ist der Meister des Qi und stellt eine der Haupttriebkräfte im menschlichen Körper dar.

Bl 43 wirkt außerdem auf Mi, Le und Ni. Die klassische Literatur sagt, dass dieser Punkt viele Krankheiten behandeln kann.

Die Shu-Punkte, Bl 13, Bl 20, Bl 23 werden gerade bei chronischen Erkrankungen eingesetzt.

Ma 36 und KG 4 stärken das Qi des Körpers allgemein.

Wirkung gemäß TCM

Stimulierung von Zheng-Qi, dem antipathogenen-Qi

Indikationen gemäß der westlichen Medizin

- Immunsystem stimulierend

somit kommt das Reiskornmoxa nach Prof. Hu zum Einsatz:

- Zeiten erhöhter Infektanfälligkeit
- banale Infekte
- Abgeschlagenheit
- allgemeine Schwäche
- allergische Erkrankungen

Die diskutierte Punkte-Kombination nach Prof. Hu stärkt das Zheng-Qi, das antipathogene Qi und ist besonders wirksam bei allgemeiner Schwäche und allergischen Erkrankungen im westlichen Sinne.

Reiskorn-Moxa in Japan

Die Moxa-Therapie wird in Japan vor allem von ausgebildeten Akupunkteuren ausgeübt.

Nichtsdestotrotz ist die Moxa-Therapie auch in der japanischen Volksmedizin tief verwurzelt und verankert und wird dort auch von Laien praktiziert.

Die Moxibustion wird in Japan:

- Kyu

genannt.

Dies kann noch weiter differenziert werden.

Moxa mit Narbenbildung

- Yu Kon Kyu

Moxa ohne Narbenbildung

- Mu Kon Kyu

Das Reiskorn-Moxa wird als:

- Okyu

bezeichnet und gehört zur direkten Moxibustion.

Die hierbei verwendeten Moxa-Stückchen sind sehr klein- von winzig bis zur Größe eines halben Reiskorns.

Vorbereitung von Reiskorn-Moxa

Der Therapeut soll mit seinen Händen aus etwas Moxa-Wolle ein Moxa-Stückchen herstellen, welches einem Reiskorn ähnelt. Das Moxa sollte hierbei nicht zu dicht gerollt werden. Bei der Herstellung des Moxa-Stückes achtet der Therapeut darauf, dass das Reiskorn-Moxa nicht zu dicht komprimiert wird. Es soll also das Reiskorn-Moxa nicht gepresst sein, sondern nur in Form gerollt sein. Wenn das Reiskorn-Moxa richtig gerollt wurde, soll es in Form sein, ohne locker zu wirken.

Aufsetzen von Reiskorn-Moxa

Zuerst müssen die aktiven Akupunkturpunkte zum Moxen gesucht werden. Hierbei prüft der Therapeut die Konsistenz des Akupunkturpunktes. Das heißt, wir überprüfen die Druckempfindlichkeit. Hierbei überprüft der japanische Therapeut relativ viele Akupunkturpunkte. Dies liegt eher an pragmatischen, dogmatischen Einstellungen der Therapeuten, wohl weniger an einer theoretischen Notwendigkeit.

Ist der Akupunkturpunkt, der gemoxt werden soll gefunden, kann das Reiskorn-Moxa aufgesetzt werden. Es soll darauf geachtet werden, dass das Reiskorn-Moxa hierbei fest auf der zur behandelnden Stelle aufliegt und nicht unbeabsichtigt herab fällt. Hierzu kann die Stelle, an der das Reiskorn-Moxa aufgesetzt wird, entweder leicht angefeuchtet oder mit einer Salbe präpariert werden.

Anzünden von Reiskorn-Moxa

Das Anzünden des Reiskorn-Moxas erfordert etwas Übung und Geschicklichkeit. Da das Reiskorn-Moxa relativ klein ist, von winzig bis Reiskorngröße, muss es mittels eines Räucherstäbchens angezündet werden.

Dies hat den Vorteil, dass es auch noch elegant aussieht. Hierbei ist darauf zu achten, dass sich das Reiskorn-Moxa bei dem Anzünden nicht von der Stelle fort bewegt. Das Räucherstäbchen soll nicht das Reiskorn-Moxa stumpf berühren, sondern durch eine leichte Drehbewegung soll sich die Moxa-Wolle entzünden.

Anzahl der Reiskorn-Moxa-Applikationen

Meist wird empfohlen, eine ungerade Zahl von Reiskorn-Moxa zu verwenden. Dies lässt sich anhand der Zahlenmythologie leicht nachvollziehen. Hierbei stehen ungerade Zahlen für Yang. Ungeachtet dessen, sollte der Patient die Hitze der Moxa fühlen, ohne dass es zu Verbrennungen kommt.

Sollte ein Akupunkturpunkt recht unempfindlich reagieren, das heißt er reagiert kaum auf das Reiskorn-Moxa mit Wärme- oder gar Hitzegefühl, ist dieser Akupunkturpunkt als sehr wichtig zu definieren.

Jedoch ist drauf zu achten, dass der Akupunkturpunkt nicht verbrannt wird.

Reaktionsverhalten

Die Empfindlichkeit beim Abbrennen von Reiskorn-Moxa am Akupunkturpunkt oder an der Haut kann beeinflusst werden:

1) Der Therapeut drückt in unmittelbarer Nähe mit dem Daumen oder Finger
2) Zur Reduzierung des Hitzegefühls wird ein Glasröhrchen aufgesetzt
3) Daumen und Zeigefinger werden trichterförmig um das Reiskorn-Moxa platziert

Vorsichtsregeln

Wie immer gibt es auch einige Vorsichtsmaßnahmen, die beachtet werden müssen.

- Bei Kindern darf die Haut niemals verbrannt werden
- Kein Reiskorn-Moxa im Gesicht, wegen möglicher Verbrennungsgefahr
- Entzündliche Bereiche sind eine Kontraindikation
- Patienten sollen nicht hungrig sein
- Im präfinalen Stadium sollte nicht mit Reiskorn-Moxa behandelt werden
- Reiskorn-Moxa über großen Gefäßen sollte vermieden werden
- Kein Reiskorn-Moxa an defekter Haut

Bei Sensibilitätsstörungen, zum Beispiel bei Diabetes, auf Reaktionen achten.

Japanisches Reiskorn-Moxa

Einige Therapeuten in Japan moxen unabhängig der Krankheit des Patienten eine festgelegte Anzahl und Gruppe von Akupunkturpunkten. Hierbei soll eine allgemeine ausgleichende Wirkung erzielt werden.

Interessant ist, dass nicht auf den pathogenen Faktor Hitze geachtet wird. Das heißt, es wird auch der äußere pathogene Faktor Hitze mittels Reiskorn-Moxa behandelt.

Anschließend werden weitere Akupunkturpunkte entsprechend der Symptomatik des Patienten hinzugenommen. Hierbei erreichen die Therapeuten beachtliche Erfolge mit dem System, obwohl es auf den ersten Blick sehr starr erscheint und kaum Platz für Individualität lässt.

Grundlagen für die Wahl der Akupunkturpunkte sind:

- empirisches Wissen
- palpatorischer Tastbefund

Folgende Akupunkturpunkte kommen zur Anwendung:

- LG 12, bei den meisten Patienten, unterstützt die Regulationsfähigkeit
- Bl 20, bei den meisten Patienten, unterstützt die Milz
- Bl 23, bei den meisten Patienten, unterstützt die Niere
- Bl 32, bei den meisten Patienten, unterstützt die Blase
- 3E 4, bei den meisten Patienten, stärkt das Yuan-Qi
- Di 2, bei Kindern, zur allgemeinen Stärkung

Die aufgeführten Akupunkturpunkte können sehr hilfreich sein, vor allem wenn der Patient bisher auf keine Therapie angesprochen hat.

Japanisches Reiskorn-Moxa als Variante

Hierbei werden eher akute Erkrankungen mit Reiskorn-Moxa therapiert. Interessant ist, dass nicht auf den pathogenen Faktor Hitze geachtet wird. Das heißt, es werden auch der äußere pathogene Faktor Hitze mittels Reiskorn-Moxa behandelt.

Wie immer werden die Akupunkturpunkte palpatorisch aufgesucht und lokalisiert. Große Sorgfalt sollte der Therapeut darauf verwenden die entsprechenden gestörten Akupunkturpunkte zu lokalisieren, evtl. bis zur Therapie auch zu markieren, damit kein behandlungswürdiger Akupunkturpunkt vergessen wird.

Die folgende Liste zeigt eine „Notfall-Apotheke des Reiskorn-Moxas“ auf.

Kopfschmerzen
LG 12, LG 16, LG 20, Bl 10, Di 10

Migräne
LG 20, Bl 10, Bl 17, 3E 15, Gb 17

Schmerzen in der Brust
KG 17, Dü 11

Magenkrämpfe
Ma 34, Bl 50, Le 13

Uterine Blutungen
Gb 34, Bl 27

Intermittierendes Fieber
Dü 2, Dü 3

Erkältung
LG 12, Bl 12

Nahrungsmittelunverträglichkeit
Ma 44

Erschwerte Geburt
Bl 67

Urtikaria
Di 11, Di 15, Bl 12

Hauterkrankungen
Di 11, Di 15, Bl 12, LG 12

Entgiftung
Ni 9

Sprachstörungen
LG 15

Es werden so viele Reiskorn-Moxa abgebrannt, bis der Patient ein intensives Wärmegefühl entwickelt.

Moxa-Hütchen

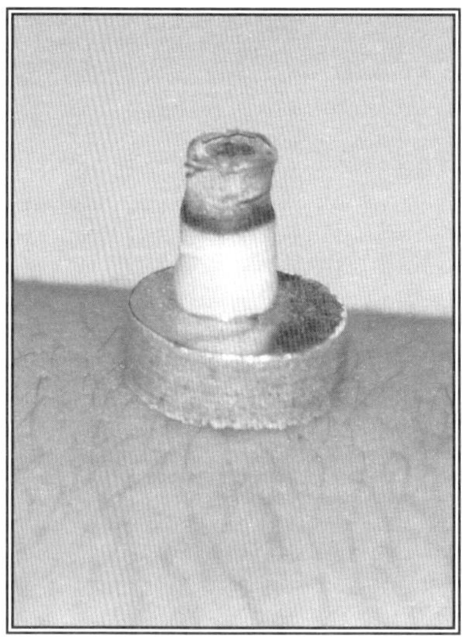

Moxa-Hütchen werden sowohl in der

- koreanischen
- japanischen
- chinesischen

Medizin angewandt.

Zudem eignet sich das Moxa-Hütchen besonders gut für den Laien zur Eigenbehandlung nach Anweisung durch einen Therapeuten.

In der japanischen Moxa-Therapie werden die Moxa-Hütchen als:

- Ibuki

bezeichnet.

Meistens wird für die Moxa-Hütchen reinster Beifuß benutzt. Jedoch gibt es, gerade in der japanischen und koreanischen Medizin weitere Beimischungen, um das Abbrandverhalten, aber auch die therapeutische Wirkung zu beeinflussen.

Auf ein Stück Pappe mit klebriger Unterseite wird ein Stück Moxa befestigt. Dies sieht wie ein Hut oder Zylinder aus und wird deshalb meist als Moxa-Hütchen bezeichnet.

Diese können vom Patienten auf den zu behandelnden Akupunkturpunkt aufgeklebt und anschließend angezündet werden. Die klebende Platte, meist aus einer dicken Scheibe Pappe, klebt an der Haut und kann so nicht verrutschen.

Beim Abbrennen empfindet der Patient meist ein angenehmes Wärmegefühl. Sollte die Hitzeentwicklung jedoch zu stark sein, kann der Patient oder Therapeut das Moxa-Hütchen am Pappblättchen hochheben und so die Wärmeeinwirkung verringern.

Verbrennungen sollten vermieden werden. Um dies zu gewährleisten, ist auf Folgendes zu achten:

- Das Loch im Pappblättchen muss frei von Moxa-Wolle sein, so dass nur die Wärmeabstrahlung empfunden wird
- Spürt der Patient die Abbrandhitze, muss das Pappblättchen angehoben werden, um es anschließend wieder aufzusetzen

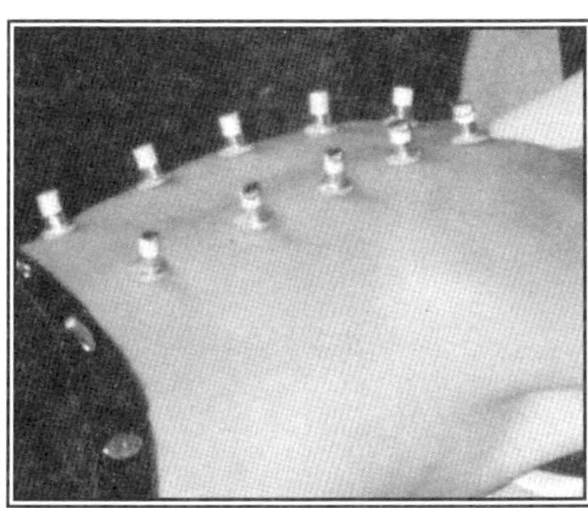

Das Moxa-Hütchen kann Verwendung finden auf:

- Akupunkturpunkten
- Myogelosen
- kalten Zonen und Arealen

Des Weiteren finden die Moxa-Hütchen intensive Verwendung bei:

- chronischen Erkrankungen
- schwachen Patienten

Insgesamt betrachtet erscheint das Moxa-Hütchen eher für die Eigentherapie des Patienten, als für den Gebrauch in der Praxis geeignet.

Jedoch kann der Therapeut, der seinen Patienten in diese einfache Therapie einarbeitet, seine therapeutischen Bemühungen durch die Eigenleistung des Patienten unterstützen.

Das Beckenendlagenprogramm[17]

1994 wurden rund 60% der Beckenendlagen im Donauspital am Sozialmedizinischen Zentrum Ost in Wien noch auf normalem Wege entbunden, so musste festgestellt werden, dass 1997 99,9% aller Beckenendlagen per primären Kaiserschnitt zur Welt gebracht wurden. Diese Änderung im Geburtsmodus veranlasste das Hebammenteam des Donauspitales genauere Informationen über den "State of the art" im Bereich Beckenendlagen zu erkunden.

Klar war, dass es nicht möglich ist, bei den Geburtshelfern ein Umdenken zu erreichen, sondern es vielmehr zu bewerkstelligen, die Zahl der Beckenendlagen so gering als möglich zu halten. Wir arbeiteten ein Konzept aus, welches sich mit dem konservativen Vorgehen bei Beckenendlagen ab der 34. Schwangerschaftswoche durch Hebammen beschäftigt. Dieses Konzept wurde dem Primarius vorgelegt, welcher sofort einen Arbeitskreis bestehend aus Fachärzten und Hebammen installierte. Nach sehr kurzer intensiver Arbeit konnte ein komplettes Betreuungsprogramm einschließlich der Möglichkeit der äußeren Wendung angeboten werden. Start des Programms Juli 1998.

Das Konzept

Im Donauspital wird jede Frau in der 34. Schwangerschaftswoche unter anderem durch eine Ultraschalluntersuchung kontrolliert. Handelt es sich in der 34. Schwangerschaftswoche um eine Beckenendlage oder Querlage, so wird die Frau automatisch an die Hebamme im Kreißzimmer verwiesen.

Mittels eines kurzen Gespräches wird der Frau erklärt, über eine Woche die Indische Brücke 2x täglich 15 Minuten zu versuchen. Weiters werden der Frau nach genauer Gebrauchserklärung Moxa-Hütchen für 3 Tage mit nach Hause gegeben. Der nächste Kontrolltermin im Kreißsaal wird für genau eine Woche später vergeben.

In der 35. Schwangerschaftswoche wird mittels Leopoldscher Handgriffe und Ultraschall die Lage des Kindes festgestellt. Sollte es sich nach wie vor um eine Beckenend- oder Querlage, so wird der vorangegangene Vorgang wiederholt und der Kontrolltermin wieder für eine Woche später vereinbart.

Sollte das Kind in der 36. Schwangerschaftswoche noch immer in Beckenend- oder Querlage sein, so wird an eine auswärtige Ärztin zur Akupunktur geschickt. Zum selben Zeitpunkt führt der Oberarzt der geburtshilflichen Station

[17] Quellennachweis: www.google.de, sowie http:zeitung.hebammen.at

ein Informationsgespräch über den Geburtsmodus und über die Möglichkeit der äußeren Wendung. Sollte sich die Frau zu einer äußeren Wendung entschließen, so wird diese ungefähr in der 37. Schwangerschaftswoche versucht.

Ergebnisse

Insgesamt wurden 380 Lageanomalien in der 34. Schwangerschaftswoche (SSW), die bis dato geboren haben, in die Ergebnisse einbezogen. 222 Kinder, dies entspricht 58%, haben sich in Schädellage gedreht. Bei den 380 Lageanomalien in der 34. SSW handelte es sich um 332 Beckenendlagen und 48 Querlagen. 182 Kinder, 55%, aus der Beckenendlagengruppe drehten sich bis zum Zeitpunkt der Geburt in Schädellage, bei 40 Kindern, also 83%, aus Querlage war es auch der Fall.

Interessant erschien uns die Überlegung, die Drehungsfrequenz im Bezug zur Parität zu setzen.

Folgende Ergebnisse konnten erzielt werden:

Bei 193 Erstgebärenden, deren Baby sich in der 34.SSW in Beckenend- oder Querlage befand, drehten sich 77 Kinder in Schädellage, dies entspricht 40%. 102 Kinder, 77%, von 133 Zweitgebärenden und 43, 80% der Kinder von 54 mehr als Zweitgebärenden drehten sich bis zur Geburt in Schädellage.

Die Drehungsfrequenz der Beckenendlagenkinder der 34. SSW bis zur Geburt ergibt nach Parität folgendes Ergebnis: 62 Kinder von 175 Erstgebärenden (35%), 84 Kinder von 113 Zweitgebärenden (74%) und 26 Kinder von 44 mehr als Zweitgebärenden (98%) drehten sich bis zur Geburt in Schädellage. Auch bei dieser Betrachtungsweise ist festzustellen, dass Kinder von Mehrgebärenden weitaus häufiger per Schädellage am Geburtstag das Licht der Welt erblicken.

Wir stellten uns auch die Frage, ob es Unterschiede in der SSW gibt, das heißt, ob sich Kinder in einem bestimmten Zeitraum der Schwangerschaft öfter oder weniger oft drehen.

Eindeutig ergibt sich das Ergebnis, dass sich Kinder im Zeitraum zwischen 34. und 35. SSW deutlich häufiger drehen, nämlich von 380 Lageanomalien in der 34. SSW auf lediglich 220 in der 35. SSW, ab der 35. SSW drehten sich nur mehr 76 Kinder. Wichtig war uns auch der Vergleich zu jenen Geburten (n=99), bei welchen in der 34. SSW eine Beckenend- oder Querlage festgestellt wurde, allerdings bis zum Zeitpunkt der Geburt keine Interventionen getroffen wurden.

Hier ergibt sich ein statistisch signifikantes Bild: 42% der Kinder blieben nach Intervention in einer regelwidrigen Lage, hingegen waren es in der Vergleichsgruppe 55% (n=158 vs. n=54). Eine Schädellage konnte bei 58% der Projektgruppe, aber nur bei 45% der Vergleichsgruppe am Tag der Geburt festgestellt werden. (n=222 vs. n=45, p=0,0278, Chi-Quadrat-Test).

Somit ergibt sich, dass ein "Beckenendlagen"-Programm, wie es an unserer Abteilung gehandhabt wird auch den Geburtsmodus verändert. Wurden in der Vergleichsgruppe (n=99) noch 56% (n=55) aller Kinder mit Lageanomalie in der 34. SSW per Sectio geboren, so waren es im Rahmen des Programms (n=380) nur mehr 48% (n=182). Die Spontangeburten lagen in der Vergleichsgruppe bei 39% (n=39), in der Programmgruppe bei 9% (n=187). Die Manualhilfen lagen in der Vergleichsgruppe bei 5% (n=5), in der Programmgruppe bei 3% (n=11).

Konklusio

Bei dem "Beckenendlagen"-Programm im Donauspital handelt es sich um eine erfolgreiche, nicht zeitaufwendige und kostengünstige Methode, Beckenendlagen so gering als möglich zu halten. Zu bemerken ist, dass die Zufriedenheit der Frauen, aber auch die Sicherheit und Einstellung zur Geburt als positiv zu merken ist. Weiter kann mit dem Programm auch der Geburtsmodus verändert werden, vor allem zeigte sich ein Trend zu einer niedrigeren Sectiofrequenz.

Deutlich wird auch, dass sich mehr Frauen zu einem Versuch der normalen Geburt entscheiden und so auch die Sicherheit der Geburtshelfer und Hebammen im Bereich der Betreuung einer Beckenendlagen Geburt steigt. Insgesamt handelt es sich um eine sehr einfache und auch für Hebammen attraktive Arbeit, die mithilft, das Geburtsbewusstsein der werdenden Mütter zu steigern, Ängste zu nehmen, und einen sinnvollen Beitrag in der "Risiko"-Schwangerenbetreuung zu liefern.

Direkte Moxibustion[18] mittels Moxa-Kegel

Die direkte Moxibustion kann mittels Moxa-Kegel durchgeführt werden.

Zur Herstellung der Kegel gibt es unterschiedliche Methoden:

1) Hierbei wird von einer Moxa-Zigarre etwa ein Zentimeter Moxa abgebrochen, das Papier entfernt und anschließend aus der Moxa-Wolle und Druck ein Kegel in der Hand geformt.

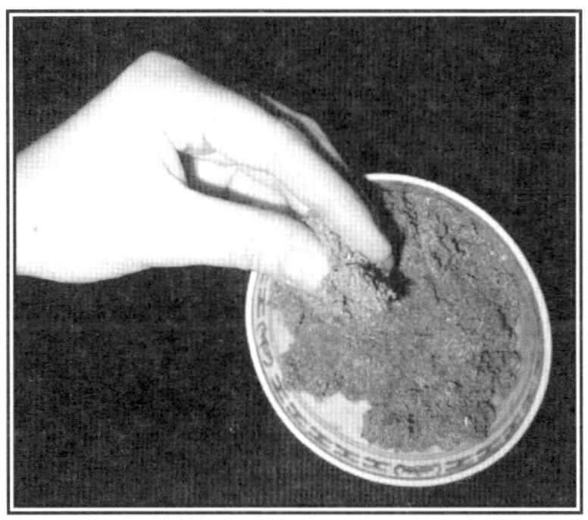

2) Man nimmt etwas Moxa-Wolle und formt aus dieser einen Kegel indem mit den Fingern der einen Hand das Kraut gegen die Handfläche der anderen Hand gedrückt wird.

Dieser Kegel wird anschließend auf der Haut aufgesetzt und angezündet.

Beim Abbrennen gibt es nun mehrere Möglichkeiten:

1) Erwärmen des Akupunkturpunktes / Areals
2) Verbrennung des Akupunkturpunktes / Areals

In China waren früher die

- blasenbildenden
- eiterbildenden
- narbenbildenden

Methoden weit verbreitet. Dabei wurden die Moxa-Kegel direkt auf der Haut abgebrannt.

Eine starke Hautreaktion wurde als Zeichen einer guten Heilwirkung angesehen. Reibt man Sojamilch auf die gemoxte Stelle, soll die Blasenbildung zu verhindern sein.

[18] Die Begriffe Moxa und Moxibustion können alternativ eingesetzt werden

Moxa-Kegel

Aus Moxa-Wolle oder einem Stück einer Moxa-Zigarre kann ein Moxa-Kegel geformt werden. Wird der Moxa-Kegel direkt auf die Haut aufgesetzt und angezündet, ist dies die direkte Art des Moxens mit Kegel. Diese Anwendung war im alten China sehr populär und hatte eine gute therapeutische Wirkung.

Diese Methode kann in zwei große Gruppen eingeteilt werden:

- eiterlose Methode
- eitererzeugende Methode

Die eiterlose Methode

Bei dieser Methode werden die Moxa-Kegel direkt auf die Haut aufgesetzt und angezündet. Spürt der Patient ein Wärmegefühl und es wird ihm zu heiß, so nimmt der Therapeut eine Pinzette, hebt den Moxa-Kegel etwas an und lässt so die Abstrahlungswärme einwirken. Es gibt auch die Methode den Moxa-Kegel durch einen neuen auszutauschen. So werden 3 – 5 Kegel nacheinander abgebrannt.

Diese Methode wird so lange durchgeführt, bis der Akupunkturpunkt und das Areal entsprechend rot wird.

Diese Methode nennt man:

- eiterlos
- narbenlos

Bevorzugte Akupunkturpunkte wurden diskutiert:

- Xi Yan, Extrapunkt – inneres Knieauge
- Ge Shu, Bl 17
- Shao Shang, Lu 11
- Yin Bai, Mi 1[19]
- Gao Huang Shu, Bl 43

---

[19] Mi 1, alternativ MP 1

Weiterführende Therapiekonzepte sind wie folgt:

- Vier Blüten
- Großartige Sechs

Die eitererzeugende Methode

Hier wird zunächst der Akupunkturpunkt oder das Areal mit

- Glyzerin
- Lauchsaft

eingerieben.

Danach wird der Moxa-Kegel aufgesetzt und angezündet. Wir lassen den Moxa-Kegel möglichst weit abbrennen.

Durch den Wärmereiz kommt es zur Entzündung der Haut. Brennt man weitere Kegel ab, kommt es auch zur Eiterbildung. Es werden auch bei dieser Methode nacheinander 3 – 5 Kegel abgebrannt, bis es zur Eiterbildung kommt.

Bei dieser Methode kommt es oft zur Narbenbildung. In der klassischen Literatur wird die Narbenbildung als sehr positiv bezeichnet. Die chinesische Medizin geht davon aus, dass diese Methode des eitererzeugenden und narbenverursachenden Moxa den Organismus nachhaltig regenerieren lässt.

Ähnliche Verfahren wurden auch in der Humoralmedizin durchgeführt.

Schritt für Schritt bei dem Moxa-Kegel

Vorbereiten der Materialien

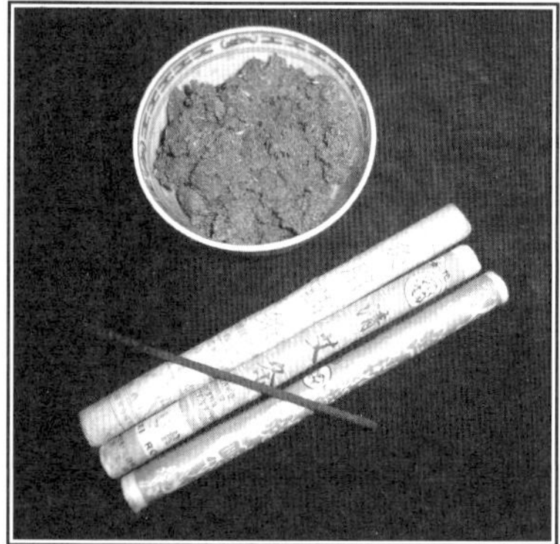

Für den Moxa-Kegel werden entsprechende Materialien benötigt. Diese legt man sich zurecht. Sei es nun Moxa-Wolle oder die Moxa-Stangen, die es in unterschiedlichen Qualitäten gibt.

Es ist darauf zu achten, dass das Material von bester und feinster Qualität ist.

Vorbereiten des Patienten

Für die Behandlung mit Moxa-Kegel kann der Patient in der Regel sitzen. Wir bitten den Patienten sich in die entsprechende Position zu begeben oder eine für ihn angenehme Stellung einzunehmen. Sollte jedoch der Rücken mit Moxa-Kegel behandelt werden, dürfte es sinnvoll sein zu liegen.

Vorbereiten des Moxa-Kegels

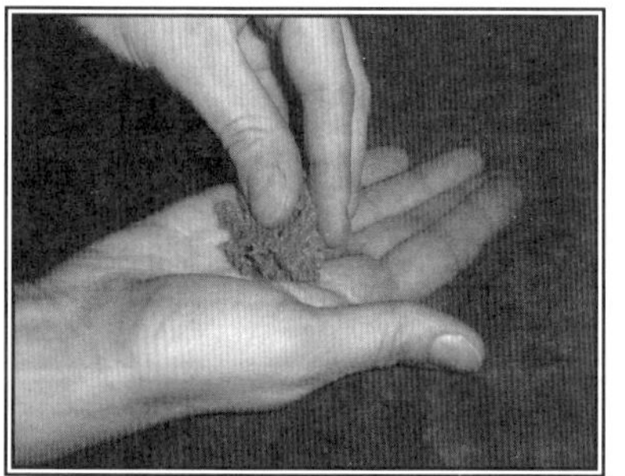

Aus dem Moxa-Kraut oder der Moxa-Zigarre wird etwas Moxa zwischen die Finger genommen.

Nun drückt man mit der einen Hand das lose Moxa-Kraut in die andere Hand und formt so einen entsprechenden Kegel.

Dies bedarf etwas Übung, denn sonst sehen die Kegel wie fränkische Heuhaufen aus. Es werden unterschiedliche Größen in der Literatur diskutiert, jedoch hat dies keinen wesentlichen Einfluss auf die Therapie, falls nicht zu überdimensional gearbeitet wird.

Unterschiedliche Größen

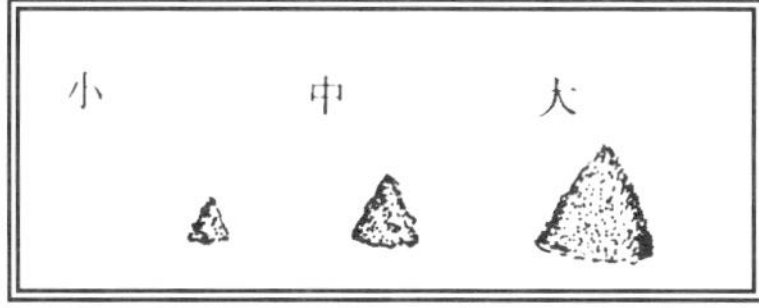

Wir unterscheiden zwischen kleinen, mittleren und großen Moxa-Kegeln.

In Anspielung an die Form nennt man sie meist Kegel, wobei bei meinen Besuchen an den TCM-Kliniken diese eher aussahen wie kleine Heuhaufen.

Auflegen des Moxa-Kegels an den Akupunkturpunkt

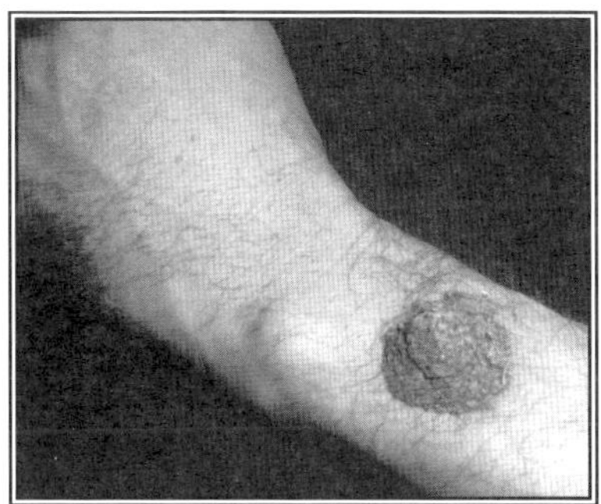

Der vorbereitete Moxa-Kegel muss auf den entsprechenden Akupunkturpunkt gelegt werden.

Der Therapeut muss darauf achten, dass der Moxa-Kegel stabil aufliegt und nicht herunterrutschen kann.

Anzünden des Moxa-Kegels

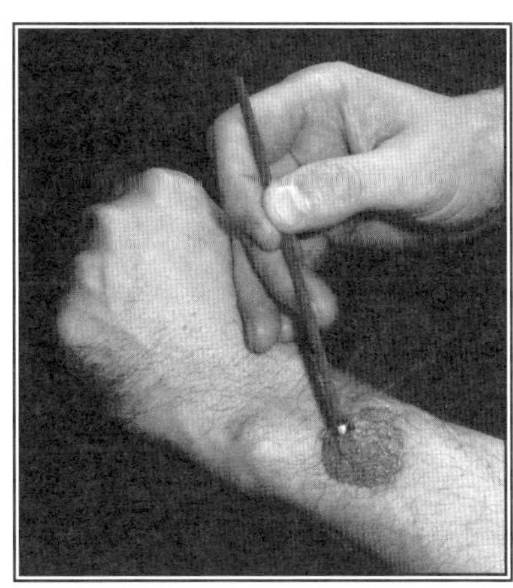

Je nach Technik wird der Moxa-Kegel präpariert und angezündet.

Dies kann mittels einem Feuerzeug, oder einem Räucherstäbchen geschehen.

Hierbei achtet der Therapeut darauf, dass sich keine Glut löst und es schon im Vorfeld der Therapie zu Verbrennungen kommt.

Beenden der Moxa-Therapie

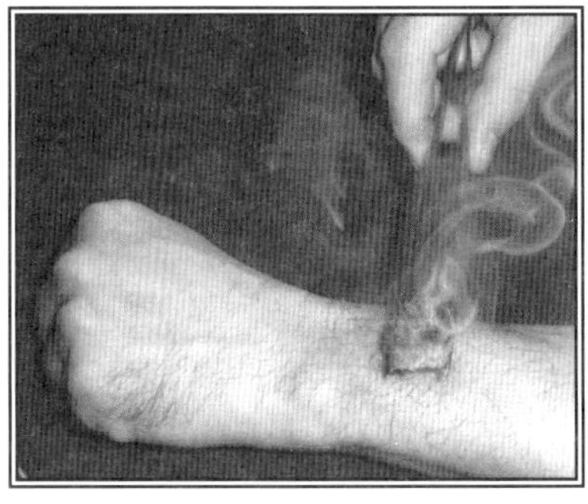

Nach einer gewissen Zeit wird das Moxa soweit abgebrannt sein, so dass der Patient einen Brennschmerz verspürt. Jetzt muss das heruntergebrannte Moxa entfernt werden. Hierzu gibt es mehrere Möglichkeiten. Eine elegante Methode ist, den Moxa-Kegel am Fuße mit der Pinzette zu fassen und entsprechend zu entfernen.

Vorsicht walten lassen

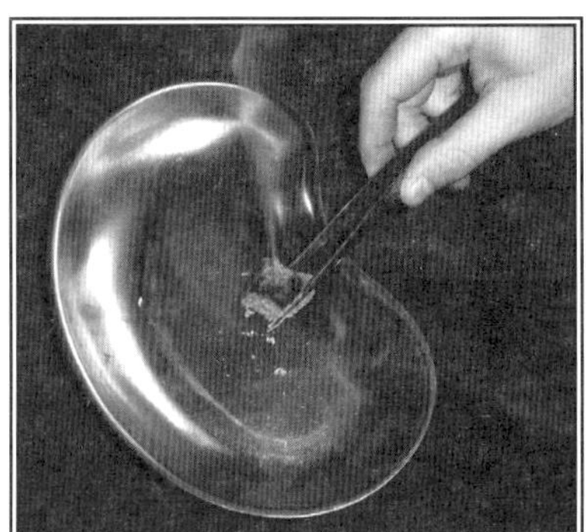

Da wir mit Feuer und Glut arbeiten, ist eine entsprechende Brandgefahr nicht ganz auszuschließen.

Deswegen sollte das entsorgte Moxa nicht mit brennbaren Materialien in Kontakt kommen. Nicht sofort den Abfall im Papierkorb entsorgen, sondern abwarten, bis alle Glutnester erloschen sind.

Nachbehandlung der Moxa-Stellen

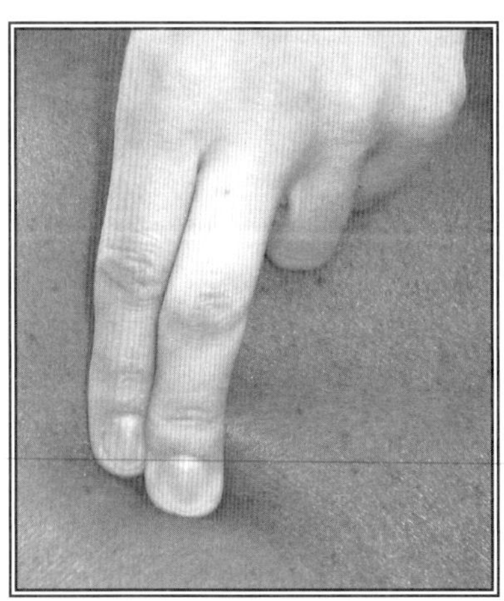

Je nach Reaktionslage kann eine Nachbehandlung notwendig sein. Normalerweise ist hierbei nicht viel zu beachten.

Als sehr angenehm nach dem Moxen wird eine sanfte „Tui Na Massage“ empfunden, da diese Qi und Blut bewegen kann und die Wirkung der Moxa-Therapie günstig fördert.

Diese kann noch mit wärmenden Salben unterstützt werden.

Achten Sie dabei auch auf Selbstschutz und tragen sie bei Absonderungen auf der Haut des Patienten entsprechende Handschuhe.

Moxa-Kegel bei Organwind nach Sun Si Miao[20]

Im Huang Di Nei Jing steht:

So ist der Wind der Beginn der 100 Krankheiten. Er zeigt sich in vielen Varianten und hat keine regulären Muster, wenn er sich in andere Krankheiten umwandelt. Letztendlich ist es aber immer das Wind-Übel, welches die Krankheiten verursacht hat.

Huang Di, der gelbe Kaiser fragt:

Worin unterscheiden sich denn nun genau die Anzeichen für ein Wind-Syndrom der Fünf Zang-Organe? Ich möchte etwas über ihre Erscheinungen für die Diagnose hören!

Khi Pao[21], in manchen Übersetzungen auch als Qi Bo bezeichnet, der medizinische Berater, antwortet:

Die Anzeichen für einen Lungen-Wind, Chinesisch Fei Feng, sind:

- vermehrtes Schwitzen
- Abneigung gegen Wind
- weiße Verfärbung des Gesichts
- häufiges Husten und Kurzatmigkeit
- wobei die Symptome tagsüber milde sind und sich nachts verschlimmern
- Bei der Betrachtung beobachte eine weiße Verfärbung oberhalb der Augenbrauen

Die Anzeichen für einen Herz-Wind, Chinesisch Xin Feng, sind:

- übermäßiges Schwitzen
- Abneigung gegen Wind
- der Patient ist glühend heiß und ausgemergelt
- hat Wutanfälle und erschrickt leicht
- er hat ein rotes Gesicht
- in schweren Fällen Sprachstörungen
- bei der Betrachtung beobachte eine rötliche Färbung der Zunge

---

[20] Sun Si Miao lebte 581 – 682 n. Chr. | Sun Si Miao war ein berühmter TCM-Arzt

[21] Es gibt hier unterschiedliche Schreibweisen, Khi Pao und Qi Bo, oder Chi Po

Die Anzeichen für einen Leber-Wind, Chinesisch Gan Feng, sind:

- übermäßiges Schwitzen
- Abneigung gegen Wind
- der Patient hat eine Neigung zur Traurigkeit
- eine leicht gräuliche (grünliche) Verfärbung des Gesichts
- er kann nicht schlucken vor Trockenheit in der Kehle
- neigt zu Wutausbrüchen und hasst Frauen
- bei der Betrachtung beobachte eine grünliche Verfärbung unter den Augen.

Die Anzeichen für einen Milz-Wind, Chinesisch Pi Feng, sind:

- übermäßiges Schwitzen
- Abneigung gegen Wind
- Schlappheit
- Abneigung die Glieder zu bewegen
- Abneigung zu essen
- der Patient hat eine leicht gelbliche Verfärbung des Gesichts
- bei der Betrachtung beobachte eine gelbliche Verfärbung oberhalb der Nase

Die Anzeichen für einen Nieren-Wind, Chinesisch Shen Feng, sind:

- übermäßiges Schwitzen
- Abneigung gegen Wind
- oberflächliche Schwellungen des Gesichts
- Schmerzen in Rücken und Wirbelsäule, man kann nicht aufrecht stehen, erschwerte Ausscheidungen der beiden unteren Yin
- der Patient hat eine leicht schwärzliche Verfärbung des Gesichts wie verbrannte Kohle
- bei der Betrachtung beobachte eine schwärzliche Verfärbung oberhalb des Kinns

Die Anzeichen für einen Magen-Wind, Chinesisch Wei Feng, sind:

- übermäßiges Schwitzen am Hals
- Abneigung gegen Wind
- der Patient kann kaum essen und trinken
- Kälte-Blockaden des Zwerchfells
- Schwellungen am Unterleib
- bei zu leichter Bekleidung entsteht Völlegefühl im Bauch
- bei Essen von kalter Nahrung entsteht Durchfall
- bei der Betrachtung beobachte den dünnen Körper des Patienten mit einem großen Bauch!

Die Symptome für einen Kopf-Wind, Chinesisch Tou Feng, sind:

- übermäßiges Schwitzen am Kopf und im Gesicht
- Abneigung gegen Wind und Kopfschmerzen
- Die Beschwerden nehmen an dem Tag vor dem Wind-Angriff zu und lassen an dem Tag, an dem der Wind extrem ist, nach
- der Patient hat Abneigung nach draußen zu gehen

Die Symptome für den äußeren Wind, Chinesisch Wai Feng, sind:

- übermäßiges Schwitzen
- der Patient kann keine leichte Kleidung tragen
- Schweißausbrüche beim Essen
- bei sehr starkem Schweißaustritt hat der Patient ein Kältegefühl am ganzen Körper und Abneigung gegen Wind
- seine Kleider sind immer schweißdurchtränkt
- er hat einen trockenen Mund und viel Durst
- der Patient kann nicht schwer körperlich arbeiten

Anzeichen für einen üblen Wind, Chinesisch Xie Feng, sind:

- übermäßiges Schwitzen
- völlig vom Schweiß durchtränkte und nasse Kleidung
- trockener Mund
- völlig durchnässte obere Körperhälfte
- als wäre man gerade aus dem Wasser gekommen
- Unfähigkeit zu schwerer körperlicher Arbeit
- Schmerzen am ganzen Körper
- Frösteln vor Kälte

Huang Di, der gelbe Kaiser antwortet:

- Ausgezeichnet!

Weitere Angaben, insbesondere zur Therapie, finden sich nicht im Huang Di Nei Jing. Jedoch finden wir einige therapeutische Überlegungen bei Sun Si Miao.

Sun Si Miao gibt für die Organ-Winde eine entsprechende Therapie an.

Leber-Wind, mit dem Symptom, dass der Patient nicht mehr sprechen kann:
50 Moxakegel auf Du 14, Du 26 und Bl 18

Herz-Wind:
50 Moxakegel auf Bl 15

Lungen-Wind:
50 Moxakegel auf Bl 13

Nieren-Wind:
50 Moxakegel auf Bl 23

Milz-Wind:
50 Moxakegel auf Bl 20

Moxa-Kegel bei Aphasie nach Sun Si Miao

Wenn man die hohen und tiefen Töne nicht mehr sprechen kann, moxe

- 10 Fingerspitzen
- Du 14, Chinesisch Da Zhui
- Du 26, Chinesisch Ren Zhong

je 7 Moxakegel

und nadle

- 3E 21, Chinesisch Er Men

Direkte Moxibustion mittels Moxa-Kegel, zur Erwärmung

In Europa ist am meisten die direkte Moxibustion mit Moxa-Kegel verbreitet. Diese Art der Moxibustion wird zum Erwärmen der Akupunkturpunkte genutzt, ohne dass sich weitere Reaktionen am Akupunkturpunkt / Areal zeigen.

Bei der Moxibustion ohne Blasen- und Narbenbildung wird der Kegel ebenfalls direkt auf die Haut gelegt und angezündet. Jedoch sofort entfernt, wenn der Patient übermäßige Hitze empfindet. Mittels einer Pinzette kann der Kegel etwas angehoben werden und so kann die Abstrahlungswärme den Akupunkturpunkt weiter stimulieren.

Man wiederholt dies solange, bis die Stelle gerötet ist; oder es werden - entsprechend der Indikation - eine bestimmte Anzahl von Kegeln abgebrannt.

Meist wird empfohlen 3 - 5 Kegel abzubrennen.

Eine Wärmeentwicklung ist zu erwarten, wenn der Kegel etwa zu 2/3 abgebrannt ist.

Allgemeine Indikationen

Die Art der Erkrankung, sowie die zu behandelnden Körperstellen bestimmen die Anzahl und Größe der Moxa-Kegel.

Es werden mindestens 3 – 5 Kegel eingesetzt.

Indikationen gemäß TCM

- Leere-Muster
- Kälte-Muster
- Stagnations-Muster

Kontra-Indikationen

- Hitze-Muster
- Yin-Mangel

Anmerkungen

- Patient soll eine bequeme Stellung einnehmen
- Aufklärung des Patienten ist notwendig
- auf Verbrennungen / Narbenbildung hinweisen / Aufklärungspflicht
- nach Moxibustion körperliche Anstrengung vermeiden
- keine Moxibustion während der Periode

Reaktionen

Direkte Moxibustion kann mittels Moxa-Kegel, die direkt auf der Haut aufgesetzt werden durchgeführt werden.

Hierbei gibt es mehrere Möglichkeiten der Reaktionen:

- Rötung mit Wärmewirkung
- Blasenbildung
- Eiterbildung
- Narbenbildung

Rötung mit Wärmewirkung

Grundsätzlich wird heute nur noch die wärmende Methode zur Anwendung kommen. Hierbei wird durch das Abbrennen des Kegels eine Erwärmung der Haut und des Gewebes erreicht, welche die Muskulatur und Gewebe besser durchblutet, was zu einer Rötung der Haut führt.

Diese Methode hat folgende Eigenschaften gemäß TCM:

- tonisiert Qi
- tonisiert Yang
- tonisiert Xue
- bewegt Qi
- bewegt Xue

Blasenbildung

Moxa-Kegel, meist kleinere, werden auf der Haut abgebrannt. Nach Auftreten des ersten Brennschmerzes belässt der Therapeut die Kegel noch für wenige Sekunden, so dass es zu einer Blasenbildung kommt. Die Haut färbt sich leicht gelb ein und über die Dauer von etwa zwei Stunden kommt es zu einer Ansammlung von Gewebeflüssigkeit mit der entsprechenden Blasenbildung.

Die Blasen sollten entsprechend medizinisch versorgt werden. Sollten es kleinere Blasen sein, werden diese nicht geöffnet, sondern die Blase soll alleine eintrocknen. Nur bei größeren Blasen wird es notwendig sein, diese unter sterilen Bedingungen zu öffnen.

Diese Methode hat folgende Eigenschaften gemäß TCM

- tonisiert Qi
- tonisiert Wei-Qi
- bewegt Xue

Eiterbildung

Einer Eiterbildung geht meist eine Blasenbildung voraus. Wir sehen hier eine verstärkte Reaktion des Organismus auf den Moxa-Reiz. Die Eiterung muss fachgerecht versorgt werden, um weitere Infektionen zu verhindern.

Diese Methode hat folgende Eigenschaften gemäß TCM

- tonisiert Qi
- tonisiert Wei-Qi
- bewegt Xue

Narbenbildung

Das direkte Moxen mittels Moxa-Kegel kann weiter geführt werden, bis es zu Verbrennungen dritten Grades kommt. Hierbei verspürt der Patient einen meist intensiven, stechenden Schmerz zu Beginn der Verbrennung.

Hier kommt es über die Blasenbildung, zur Eiterung und anschließender narbigen Abheilung. Diese Methode wird nur selten angewandt.

Sie führt jedoch zu erstaunlichen Erfolgen! Einige Indikationen werden dargestellt:

Asthma

Bl 12, Chinesisch Feng Men
Bl 13, Chinesisch Fei Shu
Bl 43, Chinesisch Gao Huang Shu
KG 17, Chinesisch Shan Zhong

Ödeme

KG 4, Chinesisch Guan Yuan
KG 6, Chinesisch Qi Hai
KG 9, Chinesisch Shui Fen
Ma 36, Chinesisch Zu San Li

Impotenz

KG 6, Chinesisch Qi Hai
Ma 36, Chinesisch Zu San Li

Aufgrund der geringen Patientenakzeptanz im Westen wird von der Anwendung abgeraten!

Direkte Moxibustion über Gao Huang Shu

Gao Huang Shu, Bl 43 ist ein interessanter und Erfolg versprechender Akupunkturpunkt bei folgenden Indikationen:

- pärfinales Stadium
- chronische Schwäche
- lange Krankheit
- Rekonvaleszenz

Wirkung gemäß TCM

- tonisert Qi
- tonisiert Jing
- belebt den Geist

Der Gao Huang Shu tonisiert den ganzen Körper und wird verwendet bei sehr schwachen, ausgezehrten Patienten, die sich von ihrer Krankheit nicht mehr erholen.

Hierbei wird der Akupunkturpunkt mittels direkter Moxibustion über Moxa-Kegel behandelt. Normalerweise werden drei bis fünf Kegel nacheinander abgebrannt.

Gemäß der Traditionellen Chinesischen Medizin ist Gao Huang eine Stelle im Körper, wohin sich die fast unheilbaren Erkrankungen zurück ziehen. Mit der Moxa-Technik geben wir den Körper die Kraft, diese wieder los zu werden.

Direkte Moxibustion über Yin Bai

Yin Bai, Mi 1 ist ein interessanter und Erfolg versprechender Akupunkturpunkt bei folgenden Indikationen:

- Blutungen, insbesondere des Uterus

Wirkung gemäß TCM

- tonisiert die Milz

Yin Bai tonisiert die Milz, und über diese Funktion kann auch ein Einfluss genommen werden auf das Blut. Insbesondere die haltende Funktion wird hier gestärkt, das heißt, dass das Blut in den Gefäßen gehalten wird.

An und für sich hat der Akupunkturpunkt, Yin Bai eine doppelte Funktion auf das Blut:

1) bildet Blut
2) hält das Blut

Über die zweite Funktion, das Blut in den Gefäßen zu halten ergeben sich einige interessante Wirkungen für den gynäkologischen Bereich:

- Hypermenorrhoe
- Polymenorrhoe
- Menorrhagie
- Metrorrhagie

Selbstverständlich sollte immer eine gründliche gynäkologische Untersuchung bei obigen Indikationen durchgeführt werden. Sollte jedoch die schulmedizinische Behandlung sich auf eine medikamentöse Therapie reduzieren, wäre auch das direkte Moxen über einen Moxa-Kegel möglich.

Durchführung

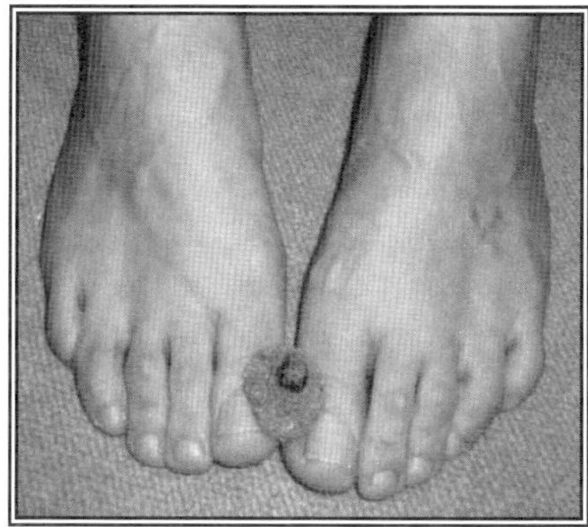

Hierbei werden die großen Zehen aneinander gestellt, Schuhe und Socken müssen ausgezogen sein und ein Moxa-Kegel sollte die Akupunkturpunkte Yin Bai abdecken.

Es werden nacheinander bis zu fünf Moxa-Kegel abgebrannt.

Wichtig

Yin Bai darf nur bei einer Milz-Qi-Schwäche gemoxt werden, welche zur Blutung im gynäkologischen Raum[22] führt.

Es ist auf strenge Indikation gemäß TCM zu achten. Somit darf dieser Akupunkturpunkte nicht bei Hitze-Zuständen oder Xue-Stagnationen zum Einsatz kommen!

---

[22] Blutungen im gynäkologischen Raum gehen auf Hitze, Blut-Stase und Milz-Schwäche zurück

Direkte Moxibustion über Shao Shang

Shao Shang, Lu 11 ist ein interessanter und Erfolg versprechender Akupunkturpunkt bei folgenden Indikationen:

- psycho-somatische
- psycho-emotionale
- psycho-mentale
- psycho-vegetative

Störungen.

Wirkung gemäß TCM

- stärkt den Geist
- stabilisiert den Geist

Durchführung

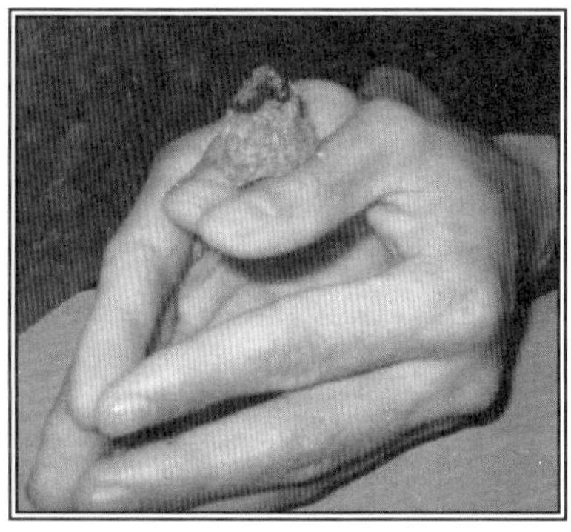

Hierbei werden die Daumen aneinander gehalten und ein Moxa-Kegel darauf gestellt.

Dieser wird angezündet. Sollte sich ein intensives Hitzegefühl einstellen wird der Moxa-Kegel durch einen neuen ausgetauscht.

So werden insgesamt fünf Moxa-Kegel nacheinander abgebrannt.

Anmerkung

Frau Dr. Hu[23] in Chengdu, Provinz Sichuan, setzt diesen Akupunkturpunkt Shao Shang häufig bei obigen Indikationen ein. Dieses Verfahren geht auf Sun Si Miao zurück und wird als:

- Gui Ke Xue

bezeichnet, was soviel wie:

- Den Geist zum Weinen bringen

bedeutet.

Shao Shang gehört zu den dreizehn Dämonenpunkten nach Sun Si Miao und diese Akupunkturpunkte werden bevorzugt bei psychischen Störungen eingesetzt.

Als Eselsbrücke für diese Technik lässt sich merken:

„Mir brennt das Problem auf den Fingernägeln, kann es jedoch nicht aussprechen“!!!!

[23] Frau Dr. Hu führte 1993 diese Technik bei einer Patientin mit „Liebeskummer“ durch

Direkte Moxibustion über Ge Shu

Ge Shu, Bl 17 ist ein interessanter und Erfolg versprechender Akupunkturpunkt bei unterschiedlichen Indikationen.

Wirkung gemäß TCM

- eliminiert Stagnationen
- unterstützt das Blut
- unterstützt das Zwerchfell
- unterstützt das Absteigen des Qi
- unterstützt das Segment

Indikationsspektrum ist vielseitig.

Gemäß grundsätzlicher Überlegungen

- Erkrankungen des Blutes

Gemäß unterstützt das Blut

- Schmerzen
- Hämatom
    - nach Trauma
    - nach Operationen

Gemäß tonisiert Blut allgemein

- Anämie
- Müdigkeit
- Lethargie
- Gliederschwere
- Schlafsucht

Gemäß tonisiert Blut im speziellen

Hauterkrankungen
- mit trockener Haut
- raue Haut

Augenerkrankungen
- trockene Augen
- Mouches volantes
- Makuladegeneration

Durchführung

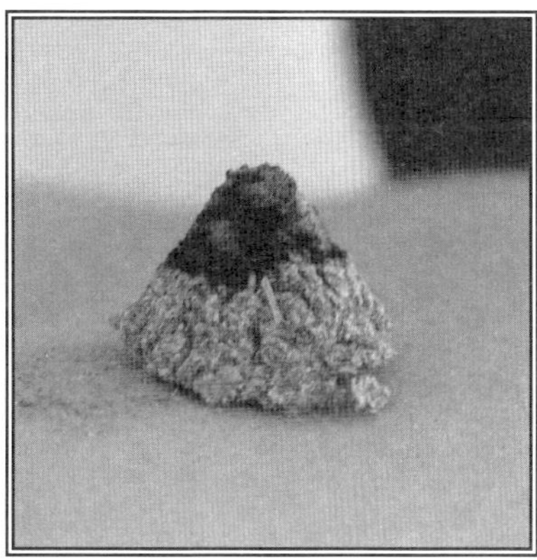

Es werden die Moxa-Kegel auf Ge Shu aufgelegt und anschließend abgebrannt bis es zu einem intensiven Wärmegefühl kommt.

Anschließend wird der Moxa-Kegel entfernt und ein neuer Moxa-Kegel aufgesetzt. Es werden bis zu fünf Kegel abgebrannt.

Verbrennungen sind möglich, sollten aber konsequent vermieden werden.

Anmerkung

Ein überaus wichtiger Punkt zur Behandlung klinischer Zustände. Eine herausragende Rolle erfüllt er auch in der Behandlung unterschiedlicher Bluterkrankungen.

Direkte Moxibustion über Xi Yan

Xi Yan, Extrapunkt für die Knie ist ein interessanter und Erfolg versprechender Akupunkturpunkt bei folgender Indikation:

- degenerative Kniebeschwerden

Wirkung gemäß TCM

- lokal

Durchführung

Das direkte Moxen mittels Moxa-Kegel auf den Extrapunkten Xi Yan bedarf einiger Übung. Hierbei werden jeweils auf das äußere und innere „Knieauge" die Moxa-Kegel abgebrannt und bis zu einem intensiven Wärmegefühl belassen.

Anschließend wird der Moxa-Kegel entfernt und ein neuer Moxa-Kegel aufgesetzt. Es werden bis zu fünf Kegel pro inneres und äußeres „Knieauge" abgebrannt.

Verbrennungen sind möglich, sollten aber konsequent vermieden werden.

Die Wirkung ist besonders intensiv bei:

- Qi-Schwäche
- Nieren-Yang-Schwäche
- Qi-Stagnation
- Xue-Stagnation
- Kälte-Muster
- Nässe-Muster

Sollten die Patienten über Verschleiß oder degenerative Erkrankungen im Bereich der Knie klagen, wäre dies eine fantastische Möglichkeit schnelle und langfristige Linderung zu schaffen.

Wie immer darf keine Moxibustion durchgeführt werden bei:

- Hitze-Zuständen
- Yin-Mangel

Direkte Moxibustion bei den Vier Blüten

Es gibt eine Therapie in der chinesischen Medizin, die wird als:

- Vier Blüten Therapie

bezeichnet.

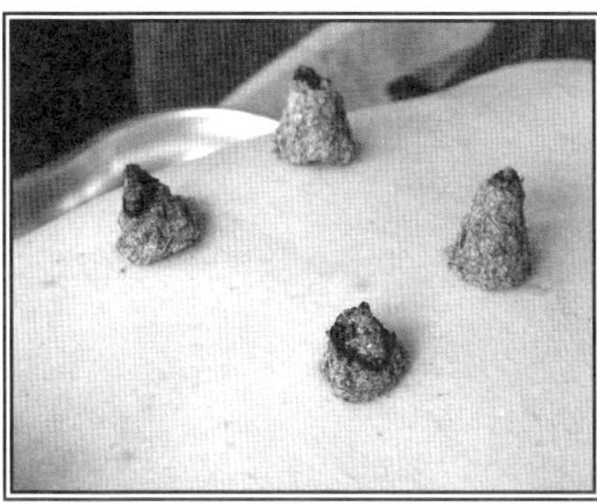

Hierbei werden folgende Shu Punkte kombiniert:

- Bl 17, Chinesisch Ge Shu
- Bl 19, Chinesisch Dan Shu

Die Therapie zielt darauf ab den gesamten Körper zu revitalisieren.

Diese Therapie ist angezeigt bei

- allgemeiner Erschöpfung

So Quenn 23. Kapitel

Die fünf Erschöpfungen bewirken folgende Veränderungen:

- zu langes Sehen verändert das Blut
- zu langes Liegen verändert das Qi
- zu langes Sitzen verändert die Muskeln
- zu langes Stehen verändert die Knochen
- zu langes Laufen verändert Muskeln und Sehnen

Das sind die fünf Erschöpfungen.

Somit kann diese Therapie zur allgemeinen Revitalisierung genutzt werden.

Ein Geheimtipp für die „Vier Blüten Therapie“ ist die:

- Sportmedizin

Durchführung

Das direkte Moxen mittels Moxa-Kegel bei der „Vier Blüten Therapie" bedarf einiger Übung. Hierbei werden die jeweiligen Akupunkturpunkte mittels Moxa-Kegel belegt, angezündet und bis zu einem intensiven Wärmegefühl dort belassen.

Anschließend werden die Moxa-Kegel entfernt und ein neuer Moxa-Kegel aufgesetzt. Es werden bis zu fünf Moxa-Kegel pro Akupunkturpunkt abgebrannt. Das heißt, dass insgesamt 20 Moxa-Kegel zur Anwendung kommen.

Neben der intensiven Rauchentwicklung, spricht auch der große Zeitaufwand gegen eine Standardtherapie „Vier Blüten Therapie".

Verbrennungen sind möglich, sollten aber konsequent vermieden werden.

Direkte Moxibustion bei den Großartigen Sechs

Es gibt eine Therapie in der chinesischen Medizin, die wird als:

- Großartige Sechs

bezeichnet.

Hierbei werden folgende Shu Punkte kombiniert:

- Bl 17, Chinesisch Ge Shu
- Bl 18, Chinesisch Gan Shu
- Bl 20, Chinesisch Pi Shu

Die Therapie zielt darauf ab, den gesamten Körper zu revitalisieren.

Diese Therapie ist angezeigt bei

- allgemeiner und tiefer Erschöpfung

Diese Therapie ist noch intensiver als die „Vier Blüten Therapie".

Jedoch sind die „großartigen Sechs" noch deutlich rauchintensiver beim Abbrennen und zeitaufwendiger als bei der „Vier Blüten Therapie".

Moxen über Isolation

Zwischen dem Moxa-Kegel und der Haut kommt oft eine Trenn- oder Isolationsschicht.

Das Vorgehen ist ähnlich wie beim Moxa-Kegel, nur wird dieser nicht mehr direkt auf die Haut aufgesetzt, sondern es wird eine Isolation zwischen Haut und Moxa-Kegel gebracht.

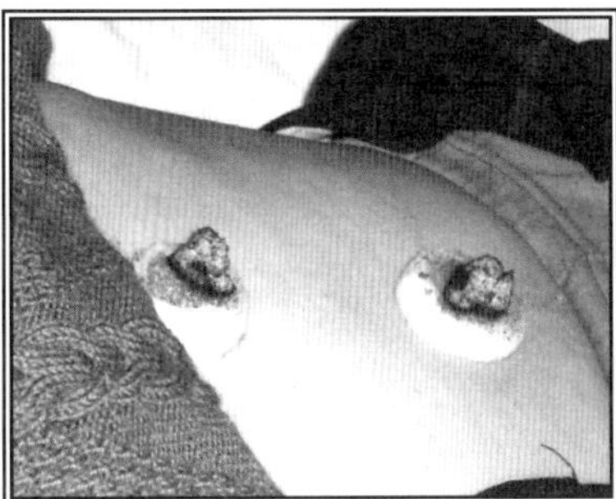

Dies kann tatsächlich der Isolation dienen, jedoch hat die Trennschicht meist die Aufgabe die Moxa-Wirkung zu verstärken oder in eine bestimmte Richtung zu lenken.

Wir können folgende Wirkung verzeichnen:

- pharmakologische

Die Anwendung von Moxa über Isolationsschicht nennen wir:

- indirektes Moxen

Ingwer-Moxen als indirekte Moxibustion

Das Ingwer-Moxen kann als Standardtherapie in der chinesischen Medizin bezeichnet werden.

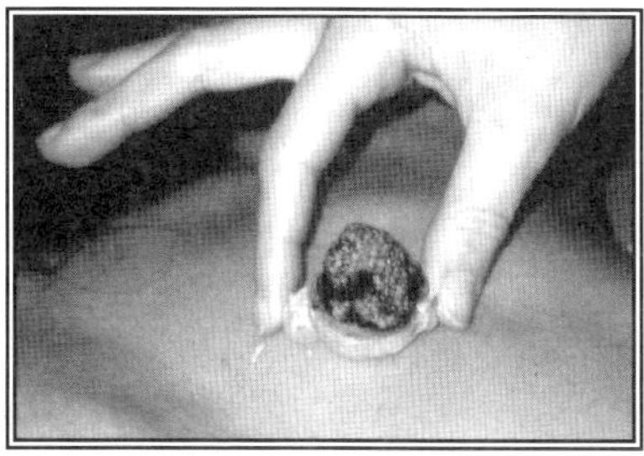

Aus einer Ingwer-Knolle wird eine Scheibe von circa 2 mm Dicke abgeschnitten. Anschließend werden einige Löcher in die Ingwer-Scheibe gestochen. Danach legen wir die Ingwerscheibe auf den ausgewählten Akupunkturpunkt.

Ein großer Moxa-Kegel wird aufgesetzt und entzündet. Wenn der Patient ein Brennen verspürt, gibt es zwei Möglichkeiten als Therapeut zu reagieren.

Die Ingwerscheibe wird mit den Fingern, oder sollte die Ingwer-Scheibe zu heiß sein, mit einer Pinzette angehoben und mit etwas Abstand kann die Ingwer-Scheibe den Akupunkturpunkt und das Areal weiter erwärmen.

Der fast abgebrannte Moxa-Kegel wird entfernt und durch einen neuen ersetzt.

Wir lassen insgesamt zwischen drei und fünf Moxa-Kegel abbrennen.

Bewährte Akupunkturpunkte sind:

- LG 14, Chinesisch Da Zhui
- KG 4, Chinesisch Guan Yuan
- KG 6, Chinesisch Qi Hai
- KG 8, Chinesisch Shen Que

Wir führen das Ingwer-Moxen bei folgenden Mustern durch:

- Yang-Mangel
- Kälte-Muster
- Nässe-Muster

Diese Methode ist angezeigt bei Symptomen der Schwäche des Magens und der Milz, gemäß der Terminologie zur chinesischen Medizin wie:

- Erkältungskrankheiten
- Infektanfälligkeit
- Allergien der Atemwege
- Diarrhoe
- Bauchschmerzen
- Wachstums- und Gedeihstörungen der Kinder
- schmerzhafte Gelenke
- Müdigkeit
- Antriebslosigkeit

Sicher lassen sich noch weitere Indikationen oder Symptome aufzählen. Moxatherapie mit Isolation ist ein Evergreen in der Traditionellen Chinesischen Medizin.

Knoblauch-Moxen als indirekte Moxibustion

Aus einer großen Knoblauchzehe wird eine Scheibe von circa 2 mm Dicke abgeschnitten. Anschließend werden einige Löcher in die Knoblauchscheibe gestochen. Danach legen wir die Knoblauchscheibe auf den ausgewählten Akupunkturpunkt.

Ein großer Moxa-Kegel wird aufgesetzt und entzündet. Wenn der Patient ein Brennen verspürt, gibt es zwei Möglichkeiten als Therapeut zu reagieren.

1. Knoblauchscheibe anheben
Die Knoblauchscheibe wird mit den Fingern, oder sollte die Knoblauchscheibe zu heiß sein, mit einer Pinzette angehoben und mit etwas Abstand kann die Knoblauchscheibe den Akupunkturpunkt und das Areal weiter erwärmen

2. Moxa-Kegel ersetzen
Der fast abgebrannte Moxa-Kegel wird entfernt und durch einen neuen ersetzt.

Wir lassen insgesamt zwischen drei und fünf Moxa-Kegel abbrennen.

Diese Methode kann gemäß der Terminologie zur chinesischen Medizin behandeln:

- Lymphknoten
- Geschwüre
- Lungenerkrankungen

Salz-Moxen als indirekte Moxibustion

Der Bauchnabel wird großzügig mit Salz ausgefüllt. Anschließend wird ein großer Moxa-Kegel aufgesetzt und entzündet. Wenn der Patient ein Brennen verspürt, gibt es zwei Möglichkeiten als Therapeut zu reagieren.

1) Der Moxa-Kegel wird mit einer Pinzette angehoben und mit etwas Abstand kann das Areal weiter erwärmt werden.

2) Der fast abgebrannte Moxa-Kegel wird entfernt und durch einen neuen ersetzt.

Wir lassen insgesamt zwischen drei und fünf Moxa-Kegel abbrennen.

Bewährte Akupunkturpunkte sind:

- KG 8, Chinesisch Shen Que

Wir führen das Salz-Moxen bei folgenden Mustern durch:

- Yang-Mangel
- Yang-Kollaps
- Kälte-Muster
- Nässe-Muster

Diese Methode ist angezeigt bei Symptomen der Schwäche des Magens und der Milz, gemäß der Terminologie zur chinesischen Medizin wie:

- Erkältungskrankheiten
- Infektanfälligkeit
- Allergien der Atemwege
- Diarrhoe
- Bauchschmerzen
- Wachstums- und Gedeihstörungen der Kinder
- schmerzhafte Gelenke
- Müdigkeit
- Antriebslosigkeit

Salz-Ingwer-Moxen als indirekte Moxibustion

Bei dieser Methode werden die Vorteile des Salzes und des Ingwers kombiniert. Es lassen sich positive synergetische Effekte nutzen.

Der Bauchnabel wird großzügig mit Salz ausgefüllt. Darüber legt der Therapeut eine dicke Ingwerscheibe, die vorher perforiert wurde. Anschließend wird ein großer Moxa-Kegel aufgesetzt und entzündet. Wenn der Patient ein Brennen verspürt, gibt es zwei Möglichkeiten als Therapeut zu reagieren.

1) Der Moxa-Kegel wird mit einer Pinzette angehoben und mit etwas Abstand kann das Areal weiter erwärmt werden.

2) Der fast abgebrannte Moxa-Kegel wird entfernt und durch einen neuen ersetzt.

Es ist aber sehr unwahrscheinlich, dass es dem Patienten hierbei unangenehm heiß wird.

Wir lassen insgesamt zwischen drei und fünf Moxa-Kegel abbrennen.

Bewährte Akupunkturpunkte sind:

- KG 8, Chinesisch Shen Que

Wir führen das Salz-Ingwer-Moxen bei folgenden Mustern durch:

- Yang-Mangel
- Yang-Kollaps
- Kälte-Muster
- Nässe-Muster

Diese Methode ist angezeigt bei Symptomen der Schwäche des Magens und der Milz, gemäß der Terminologie zur chinesischen Medizin wie:

- Wachstums- und Gedeihstörungen der Kinder
- Erkrankungen aus dem Bereich der inneren Medizin

Zudem kann der Yang-Kollaps günstig beeinflusst werden. Das heißt:

- Erkrankungen aus dem Bereich der Orthopädie

Knoblauchpasten-Moxen als indirekte Moxibustion

Sollte eine größere Fläche mit Knoblauch gemoxt werden, muss aus dem Knoblauch eine Paste gearbeitet werden. Diese wird zu einer Scheibe von etwa 3 mm Dicke geformt und anschließend mehrfach durchstochen.

Die Knoblauchpaste wird auf den entsprechenden Akupunkturpunkt oder Areal aufgelegt.

Ein großer Moxa-Kegel wird aufgesetzt und entzündet. Wenn der Patient ein Brennen verspürt, gibt es zwei Möglichkeiten als Therapeut zu reagieren.

1) Die Knoblauchpaste wird mit den Fingern, oder sollte die Knoblauchpaste zu heiß sein, mit einer Pinzette angehoben und mit etwas Abstand kann die Knoblauchpaste den Akupunkturpunkt und das Areal weiter erwärmen

2) Der fast abgebrannte Moxa-Kegel wird entfernt und durch einen neuen ersetzt.

Wir lassen insgesamt zwischen drei und fünf Moxa-Kegel abbrennen.

Diese Methode kann gemäß der Terminologie zur chinesischen Medizin behandeln:

- Lymphknoten
- Geschwüre
- Lungenerkrankungen

Schnittlauch-Moxen als indirekte Moxibustion

Für die Anwendung mit Schnittlauch gelten ähnliche Regeln wie bei Knoblauch. Es wird bei Schnittlauch die ganze Pflanze zur Anwendung kommen, einschließlich der Wurzel. Aus der Pflanze wird eine Paste und diese zu einer Scheibe verarbeitet.

Ein großer Moxa-Kegel wird aufgesetzt und entzündet. Wenn der Patient ein Brennen verspürt, gibt es zwei Möglichkeiten als Therapeut zu reagieren.

1) Die Schnittlauchpaste wird mit den Fingern, oder sollte die Schnittlauchpaste zu heiß sein, mit einer Pinzette angehoben und mit etwas Abstand kann die Schnittlauchpaste den Akupunkturpunkt und das Areal weiter erwärmen. Hierzu gehört etwas Übung.

2) Der fast abgebrannte Moxa-Kegel wird entfernt und durch einen neuen ersetzt.

Wir lassen insgesamt zwischen drei und fünf Moxa-Kegel abbrennen.

Diese Methode kann gemäß der Terminologie zur chinesischen Medizin behandeln:

- Lymphknoten
- Geschwüre
- Lungenerkrankungen

Zwiebel-Moxen als indirekte Moxibustion

Aus einer großen Zwiebel wird eine Scheibe von circa 3 mm Dicke abgeschnitten. Anschließend werden einige Löcher in die Zwiebelscheibe gestochen. Danach legen wir die Scheibe auf den ausgewählten Akupunkturpunkt.

Ein großer Moxa-Kegel wird aufgesetzt und entzündet. Wenn der Patient ein Brennen verspürt, gibt es zwei Möglichkeiten als Therapeut zu reagieren.

1) Die Zwiebelscheibe wird mit den Fingern, oder sollte die Zwiebelscheibe zu heiß sein, mit einer Pinzette angehoben und mit etwas Abstand kann die Knoblauchscheibe den Akupunkturpunkt und das Areal weiter erwärmen.

2) Der fast abgebrannte Moxa-Kegel wird entfernt und durch einen neuen ersetzt.

Wir lassen insgesamt zwischen drei und fünf Moxa-Kegel abbrennen.

Diese Methode kann gemäß der Terminologie zur chinesischen Medizin behandeln:

- Beschwerden im Bereich des Abdomens aufgrund von Kälte

Alternativ zu der Zwiebel können Verwendung finden:

- Schalotten

Eisenhut-Moxen als indirekte Moxibustion

Moxa kann auf einer Zubereitung aus der Wurzel von Eisenhut, Chinesisch Fu Zi Jui, zur Anwendung kommen.

Es gibt hierbei zwei Möglichkeiten:

- Wurzelscheibe
- Wurzelpaste

Die Zubereitung mittels einer Eisenhut-Scheibe erfolgt ähnlich wie bei der Beschreibung mit Knoblauch-Scheibe.

Die Eisenhutwurzel-Paste wird wie folgt hergestellt. Das Pulver aus Eisenwurzel wird mit Wasser oder Branntwein zu einer Paste verarbeitet und diese wird anschließend zu einer Scheibe von 3 mm Dicke geformt. Diese Eisenhut-Paste wird auf den entsprechenden Akupunkturpunkt aufgelegt.

Ein großer Moxa-Kegel wird aufgesetzt und entzündet. Wenn der Patient ein Brennen verspürt, gibt es zwei Möglichkeiten als Therapeut zu reagieren.

1) Eisenhutwurzelscheibe wird mit den Fingern, oder sollte die Scheibe zu heiß sein, mit einer Pinzette angehoben und mit etwas Abstand kann die Scheibe den Akupunkturpunkt und das Areal weiter erwärmen.

2) Der fast abgebrannte Moxa-Kegel wird entfernt und durch einen neuen ersetzt.

Wir lassen insgesamt zwischen drei und fünf Moxa-Kegel abbrennen.

Diese Methode kann gemäß der Terminologie zur chinesischen Medizin behandeln:

- Nieren-Yang tonisieren

An Indikationen kann formuliert werden:

- Impotenz
- vorzeitiger Samenerguss
- Schwitzen
- Herzschwäche
- Diarrhoe
- Schmerzen im Abdomen
- Rheuma

Des Weiteren kann diese Methode Verwendung finden:

- chronische Eiterungen
- chronische Geschwüre
- Förderung der Narbenbildung

Heilerde-Moxen als indirekte Moxibustion

Eine ausreichende Menge Heilerde wird mit Wasser oder anderen Flüssigkeiten zu einem zähen Brei verarbeitet. Hieraus formt man eine Scheibe von 3 mm Dicke und etwa 2 cm Durchmesser auf der zu behandelnden Stelle geformt.

Ein großer Moxa-Kegel wird aufgesetzt und entzündet. Wenn der Patient ein Brennen verspürt, gibt es folgende Möglichkeit als Therapeut zu reagieren.

1) Die Heilerdescheibe wird mit den Fingern, oder sollte diese zu heiß sein, mit einer Pinzette angehoben und durch eine neue ersetzt.

Wir lassen insgesamt zwischen drei und fünf Moxa-Kegel abbrennen.

Diese Methode kann gemäß der Terminologie zur chinesischen Medizin behandeln:

- Geschwüre
- Furunkel
- Karbunkel

Die Heilerde dient hier zum Aufsaugen des Sekrets, die Wärmeanwendung dient dem Reifen des Geschwürs.

Moxa auf Bienenwachs

Hier wird Bienenwachs als Isolationsschicht eingesetzt.

Wir kennen hier unterschiedliche Verfahren:

- Bienenwachs-Moxa zu Behandlung von Geschwüren
- Bienenwachs-Moxa zur Behandlung von Verspannungen

Beide Verfahren werden in der Naturheilpraxis eher selten eingesetzt.

Moxa mit Bienenwachs zur Behandlung von Geschwüren

Um das Geschwür, Furunkel, Karbunkel oder Abszess wird ein Ring aus knetbarem Material gelegt. Dieser dient als Wall. Innerhalb des Walls wird Bienenwachs gelegt. Über das Wachs hält man einen Moxa-Ofen und bringt das Wachs zum schmelzen. Hierdurch wird der Eiter gesammelt und das Geschwür kann sich öffnen.

Bei dieser Therapie können dem Patienten starke Schmerzen entstehen, meist soll solange mit dem Moxa-Ofen das Wachs erwärmt werden, bis dieser keinen Schmerz mehr fühlt. Das heiße Wachs soll mit kaltem Wasser abgekühlt werden.

Moxa mit Bienen-Wachs zur Behandlung von Verspannungen

Diese Therapie ist sehr zeitaufwendig, hat sich aber bei der Behandlung von hartnäckigen Verspannungen sehr bewährt.

Sie brauchen dazu etwas Heilerde, Wachsplatten und Moxa-Kraut.

Das zu behandelnde Areal soll mit Heilerde abgedeckt werden. Darauf legt man die Wachsplatten darüber wieder etwas Heilerde und darüber die Moxa-Kegel. Nacheinander brennt der Therapeut nun mehrere Moxa-Kegel ab. Das Wachs wird warm, flüssig, dringt durch die Heilerde, und legt sich als Wärmeschicht auf die Gewebeschichten.

Indikationen

- Verspannungen
    - Schulterbereich
    - Wirbelsäule
- ISG-Blockaden

Pfeffer-Moxen als indirekte Moxibustion

Eine ausreichende Menge Pfeffer wird mit Mehl gemischt und mit etwas Wasser zu einer Scheibe von 3 mm Dicke und etwa 2 cm Durchmesser geformt. Diese wird anschließend auf dem Akupunkturpunkt aufgelegt. In der Mitte der Scheibe drückt man ein Loch, dieses wird mit weiteren Kräutern aufgefüllt:

- Gewürznelke
- Zimt

Ein großer Moxa-Kegel wird aufgesetzt und entzündet. Wenn der Patient ein Brennen verspürt, gibt es zwei Möglichkeiten als Therapeut zu reagieren.

1) Die Scheibe wird mit den Fingern, oder sollte die Scheibe zu heiß sein, mit einer Pinzette angehoben und mit etwas Abstand kann der Akupunkturpunkt und das Areal weiter erwärmen.

2) Der fast abgebrannte Moxa-Kegel wird entfernt und durch einen neuen ersetzt.

Wir lassen insgesamt zwischen drei bis fünf Moxa-Kegel abbrennen.

Diese Methode kann gemäß der Terminologie zur chinesischen Medizin behandeln:

- Schmerzen
- Rheuma
- Parästhesien

Tofu-Moxen als indirekte Moxibustion

In ein Tofu-Stück mit der Größe von etwa 3 cm im Durchmesser und einer Dicke von 3 mm werden einige Löcher gestochen. Die Tofuscheibe wird anschließend auf die zu behandelnde Stelle aufgesetzt.

Ein großer Moxa-Kegel wird aufgesetzt und entzündet. Wenn der Patient ein Brennen verspürt, gibt es zwei Möglichkeiten als Therapeut zu reagieren.

1) Die Tofuscheibe wird mit den Fingern, oder sollte die Scheibe zu heiß sein, mit einer Pinzette angehoben und mit etwas Abstand kann die Knoblauchscheibe den Akupunkturpunkt und das Areal weiter erwärmen.

2) Der fast abgebrannte Moxa-Kegel wird entfernt und durch einen neuen ersetzt.

Wir lassen insgesamt zwischen drei und fünf Moxa-Kegel abbrennen.

Diese Methode kann gemäß der Terminologie zur chinesischen Medizin behandeln:

- Geschwüre
- Furunkel
- Karbunkel

Moxa-Therapie über Ming Men

Ming Men, als Tor zum Leben, lässt sich hervorragend mit der Moxatherapie stimulieren. Dies aufgrund der Möglichkeit, die Essenz zu stärken und somit auch zu wärmen. Er ist ein stark wärmender Akupunkturpunkt und kann deswegen das Feuer des Ming Men anheizen.

Es ist darauf hinzuweisen, dass dieser Akupunkturpunkt nicht in allen Stilrichtungen der chinesischen Medizin gemoxt werden darf.

Eine Ingwerscheibe von 4 bis 5 mm Dicke wird mit einer Nadel mehrmals perforiert und anschließend auf die zu behandelnde Fläche oder den Akupunkturpunkt aufgelegt. Mehrere Moxa-Kegel werden nacheinander darauf gesetzt und abgebrannt.

Meist werden zwischen drei und fünf Kegel abgebrannt. Ist die Ingwerscheibe ausgetrocknet, wird sie durch eine neue ersetzt. Sollte der Patient ein unangenehmes Wärmegefühl empfinden, kann mittels einer Pinzette die Ingwerscheibe mit dem darauf stehenden Moxa-Kegel angehoben werden. Es wäre auch möglich, zwei Streichhölzer darunter zu legen. Somit hat die Ingwerscheibe keinen direkten Kontakt mehr zur Haut, die Wärme kann aber dennoch sanft einwirken.

Der große Vorteil dieser Methode ist die intensive Wärme in Verbindung mit den ätherischen Ölen von Ingwer. Ziel der Behandlung ist eine deutliche Rötung der Haut, entspannte Muskulatur und Gewebe. Gegebenenfalls wird die Haut nach der Behandlung feucht.

Indikationen sind gemäß der chinesischen Auffassung:

- Leere-Muster
- Zang Fu-Muster
- Substanz-Muster
- Fülle-Muster
- Kälte-Muster
- Nässe-Muster

So können gute Erfolge erzielt werden bei:

- Magen-Darm-Beschwerden
- rheumatischen Beschwerden
- Erkältungskrankheiten
- Infekten
- sexuellen Störungen
- Kopfschmerzen
- gynäkologischen Störungen

Moxa-Therapie über Tao Dao

Tao Dao, LG 13 der Weg der Zufriedenheit, lässt sich hervorragend mit der Moxa-Therapie stimulieren. Aufgrund der Möglichkeit auf Lenkergefäß und Blasen Meridian einzuwirken, lässt sich dieser Akupunkturpunkt hervorragend zum psychischen Ausgleich einsetzen. Empirisch hat er sich sehr bewährt.

Es ist darauf hinzuweisen, dass dieser Akupunkturpunkt nicht bei

- Yin Mangel
- Hitze

gemoxt werden darf.

Eine Ingwerscheibe von 4 bis 5 mm Dicke wird mit einer Nadel mehrmals perforiert und anschließend auf die zu behandelnde Fläche oder den Akupunkturpunkt aufgelegt.

Mehrere Moxa-Kegel werden nacheinander darauf gesetzt und abgebrannt. Meist werden zwischen drei und fünf Kegel abgebrannt. Ist die Ingwerscheibe ausgetrocknet, wird sie durch eine neue ersetzt. Sollte der Patient ein unangenehmes Wärmegefühl empfinden, kann mittels einer Pinzette die Ingwerscheibe mit dem darauf stehenden Moxa-Kegel angehoben werden. Es wäre auch möglich, zwei Streichhölzer darunter zu legen. Somit hat die Ingwerscheibe keinen direkten Kontakt mehr zur Haut, die Wärme kann aber dennoch sanft einwirken.

Der große Vorteil dieser Methode ist die intensive Wärme in Verbindung mit den ätherischen Ölen von Ingwer. Ziel der Behandlung ist eine deutliche Rötung der Haut, entspannte Muskulatur und Gewebe. Gegebenenfalls wird die Haut nach der Behandlung feucht.

Indikationen sind gemäß der chinesischen Auffassung:

Psychoemotionale Probleme

- Traurigkeit
- Unzufriedenheit
- depressive Verstimmung
- Kummer
- Sorgen

Moxa-Therapie auf Da Zhui

Dieser Akupunkturpunkt, sowie der ganze Meridian eignen sich hervorragend zur Moxa-Therapie. Hierbei sind großartige Erfolge zu erwarten.

Unterschiedliche Möglichkeiten werden in der chinesischen Medizin diskutiert.

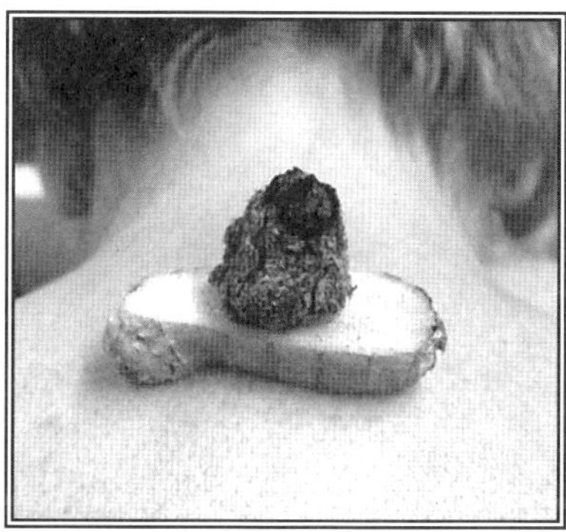

Da Zhui, LG 14 der große Hammer, ist in der Lage das Wei-Qi zu beeinflussen und kann darüber hinaus die äußeren pathogenen Faktoren eliminieren.

Diese Technik stärkt das Immunsystem in Zeiten erhöhter Infektanfälligkeit.

Alternative Techniken sind zum Beispiel:

- Moxen auf Ingwer, Chinesisch Ge Jiang Jiu
- Moxen auf Knoblauchscheibe, Chinesisch Ge Suan Jiu
- Moxen auf Knoblauchpaste, Chinesisch Suan Ni Jiu
- Brenntherapie der langen Schlange
- Variante der langen Schlange

Moxen auf Ingwer, Chinesisch Ge Jiang Jiu

Eine Ingwerscheibe von 4 bis 5 mm Dicke wird mit einer Nadel mehrmals perforiert und anschließend auf die zu behandelnde Fläche oder den Akupunkturpunkt aufgelegt. Mehrere Moxa-Kegel werden nacheinander darauf gesetzt und abgebrannt.

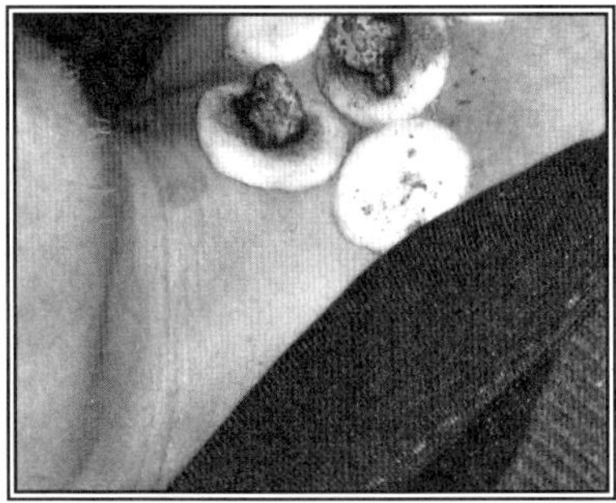

Meist werden zwischen drei und fünf Kegel abgebrannt. Ist die Ingwerscheibe ausgetrocknet wird sie durch eine neue ersetzt. Sollte der Patient ein unangenehmes Wärmegefühl empfinden, kann mittels einer Pinzette die Ingwerscheibe mit dem daraufstehenden Moxa-Kegel angehoben werden.

Der große Vorteil dieser Methode ist die intensive Wärme in Verbindung mit den ätherischen Ölen von Ingwer. Ziel der Behandlung ist eine deutliche Rötung der Haut, entspannte Muskulatur und Gewebe oder feuchte Hautoberfläche.

Indikationen gemäß der TCM

- Leere-Muster
- Kälte-Muster
- Erbrechen
- dyspeptische Beschwerden
- Bauchschmerzen
- sexuelle Störungen
- rheumatische Beschwerden
- Erkältungskrankheiten

Moxen auf Knoblauch

Hier gibt es zwei besondere Verfahren:

- Moxen auf Knoblauchscheibe, Chinesisch Ge Suan Jiu
- Moxen auf Knoblauchpaste, Chinesisch Suan Ni Jiu

Moxen auf Knoblauchscheibe

Aus einer dicken Knoblauchzehe wird eine Scheibe von drei bis vier Millimeter geschnitten. Diese Knoblauchscheibe wird mehrmals perforiert und auf den Akupunkturpunkt oder die Region aufgelegt. Anschließend werden mehrere kleine Kegel nacheinander abgebrannt.

Wirkmuster gemäß der Traditionellen Chinesischen Medizin sind unter anderem, dass der pathogene Faktor Hitze eliminiert, Toxine ausgeschieden und das Blut belebt werden. Darüber hinaus werden Anhäufungen aufgelöst und Schwellungen beseitigt. Schmerzen werden gelindert.

Indikationen aus westlicher Sicht sind Furunkel, Karbunkel, Abszesse, eitrige Hauterkrankungen, Skrofulose, Insektenbisse, sowie Nabelkrämpfe und Darmspasmen.

Moxen auf Knoblauchpaste

Für die Behandlung einer größeren Fläche werden mehrerer Knoblauchzehen zu einer Paste verarbeitet. Diese wird drei bis vier Millimeter dick aufgetragen und anschließend werden mehrere Moxa-Kegel nacheinander abgebrannt.

Indikationen wie oben.

Varianten der Knoblauchpaste sind bekannt und werden insbesondere in China, aber auch in der Sportmedizin als Geheimtipp gehandelt.

Brenntherapie der langen Schlange

Ein Pfund Knoblauch wird zu Brei verarbeitet. Dies wird dem Patienten auf die Wirbelsäule aufgetragen und zwar von LG 14 bis LG 2[24]. Die Dicke des Breies soll etwa vier bis fünf Millimeter und seine Breite cirka vier Zentimeter betragen. Abgedeckt wir das Ganze mit Faserpapier, welches leicht angefeuchtet den Bereich überlappend abdecken soll.

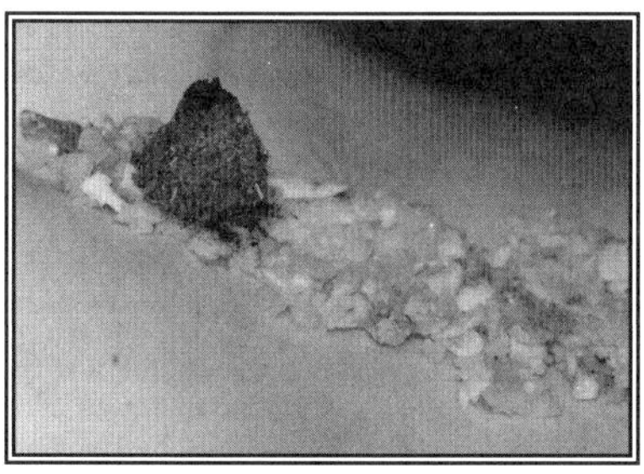

Auf den Punkten LG 14 und LG 2 werden nacheinander mehrere Moxa-Kegel abgebrannt, bis der Patient einen intensiven Knoblauchgeschmack im Mund und den Geruch in der Nase hat.

Anschließend wird der Knoblauchbrei abgenommen.

Diese Therapie hat sich besonders bei neuralgischen Beschwerden des Rückens und bei Lungenerkrankungen bewährt.

Variante der langen Schlange

Eine Variante wäre folgende Mischung aus 500g Knoblauch und 100g Ingwer klein geschnitten, vermischt und Paravertebral 5 mm dick aufgetragen. Um die Wirkung zu steigern kann vorher der Bereich mit Knoblauchsaft eingerieben werden.

Der Bereich wird anschließend mit mehreren Moxa-Kegeln erwärmt. Diese Mischung hat eine beruhigende Wirkung auf den Geist. Rückenschmerzen verschwinden schnell und die Wirbelsäule kräftigt sich.

Diese Therapien sind alle sehr aufwendig und in der modernen Naturheilpraxis ist oftmals keine ausreichende Zeit vorhanden, auch nicht beim besten Willen. Hierfür haben sich wärmende Salben bewährt. Diese werden messerrückendick paravertebral aufgetragen und anschließend mit einem Moxa-Bügeleisen abgefahren. In der Praxis und der Sporttherapie ein Geheimtipp.

[24] Es gibt auch eine Variante, da wird das Gemisch von LG 14 bis LG 4 aufgelegt

Moxa-Therapie mit Zigarre

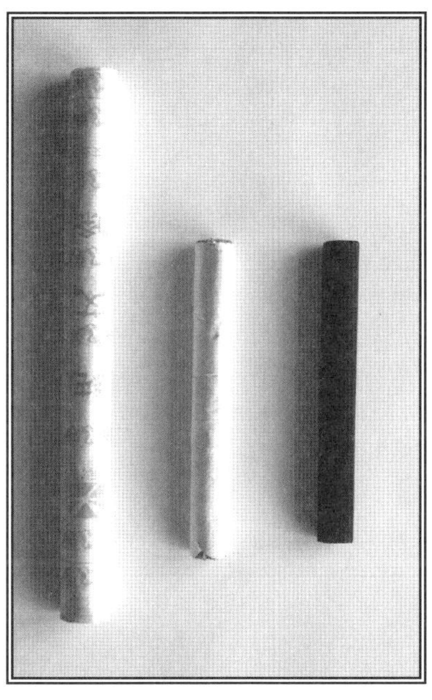

Seit der Ming-Zeit wird die Moxa-Zigarre in unterschiedlichen Formen und Zusammensetzungen genutzt.

Heute kommen in der Praxis fast nur fertige Moxa-Zigarren, die über den Fachhandel bezogen werden, zum Einsatz. Dass es jedoch hier unterschiedliche Qualitäten, aber auch therapeutische Ansätze gibt, wird dem Therapeuten beim Studium oder bei einer Reise durch chinesische Kliniken bewusst.

Beliebt ist das Beifügen von etwas Moschus zu den Moxa-Zigarren.

Darüber hinaus sind auch folgende Zusätze möglich:

- Cortex Cinnamomum cassia
- Zingiber officinalis
- Flores Caryophilli
- Saussurea lappa
- Radix Angelica pubescens
- Radix Angelica dahurica
- Radix Atractylodes chinensis
- Asarum sieboldii
- Realgar
- Boswellia myrrha
- Commiphora myrrha
- Zanthoxylum

Etwa 24 Gramm Moxa-Wolle werden mit 3 Gramm eines dieser Medikamentenpulver gemischt und anschließend zu einer Moxa-Zigarre gerollt. In der Literatur ist eine weitere große Anzahl von Medikamenten-Mischungen beschrieben worden. Die meisten Mischungen sind jedoch in unseren Praxen aus unterschiedlichen Gründen kaum durchführbar und nachvollziehbar. Der Vollständigkeit halber seien hier einige Mixturen aus der Literatur beschrieben.

Im Classified Dictionary of Traditional Chinese Medicine, New World Press, Beijing wird u.a. die "thunder-fire miraculous needle" mit folgenden Inhaltsstoffen beschrieben; nugwort, frankincense, wolfsbane, realgar and other medicinal herbs.

Im Zhongguo Zhenjiuxue, Tianjin Science & Technology, Translation & Publishing Corp werden zwei besondere Moxa-Sticks beschrieben.

Great monad herbal moxa stick

2000 g Moxawolle, 60 g sheep blood, 500 g peppertree pricklyash, ein wenig musk, 500 g myrrh, 500 g fennel, 125 g ginseng, 250 g pseudo ginseng-root, 500 g zhuandifeng, 500g olibanum, 250 g pangolinscale, 1000 g licorice root, 500 g qiannianjian, 500 g chinese cassia tree bark und 2000 g fangfeng. Diese Bestandteile werden zusammen gemischt, zu Pulver verarbeitet und in Moxarollen aufgerollt. Anschließend getrocknet und gelagert.

Thunder fire moxa stick

100 g Moxawolle, je 15 g von folgenden Zutaten; capillary artemisia, olibanum, pangolinscale, agalloch eagelwood, muxiang, notopterygium, ginger. Die Bestandteile werden zusammengemischt und zu einem Pulver verarbeitet. Anschließend können Moxa-Zigarren gedreht werden.

Beide oberen Methoden scheitern schon im Ansatz bei dem Besorgen der verschiedenen Bestandteile. Zudem wird der Preis für die einzelnen Bestandteile die wenigen mutigen Therapeuten abschrecken, diese Mixturen einfach mal so auszuprobieren. Aber auch die Empfehlungen aus der deutschen Literatur lassen uns wenig Hoffnung schöpfen, diese doch im Grundansatz effektive Therapie umzusetzen.

Es sollte hier auf die bewährte Qualität der verschiedenen Fachhändler für Akupunkturzubehör zurückgegriffen werden. Ich vermische manchmal meine Moxa-Wolle mit getrocknetem Ingwer, etwas Zimt, Pfeffer, Weihrauch und anderen Zutaten, die wir gerne auch bei Räucherungen nutzen.

Hier ergibt sich neben dem Abbrandverhalten noch der Aspekt der Räucherungen, die wir bei der Moxa-Therapie ebenfalls beachten müssen. Zudem hat es einen weiteren praktischen Hintergrund, so zu verfahren; die Moxa-Therapie riecht angenehmer.

Moxa-Zigarre

Grundsätzlich kann gesagt werden, dass zwischen einzelnen Akupunktursitzungen häufig gemoxt werden soll und kann. Aufgrund dessen eignet sich besonders die Moxa-Therapie perfekt für die häusliche Anwendung.

Hierzu werden dem Patienten die entsprechenden Akupunkturpunkte angezeigt und die Therapie entsprechend erklärt.

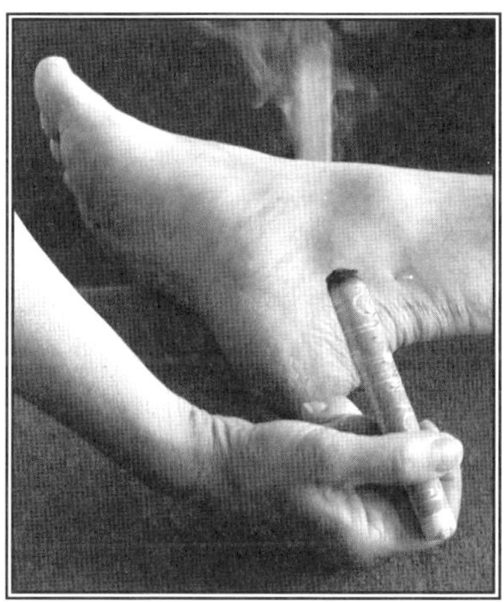

Entweder wird die Moxa-Therapie mit den entsprechenden Moxa-Zigarren in der Spatzen-Pick-Technik oder mit leichter Rotation über dem Akupunkturpunkt durchgeführt.

Hierzu wird ein entsprechender Punkt ausgewählt und wie folgt erwärmt:

- Spatzen-Pick-Technik
- Rotations-Technik

Spatzen-Pick-Technik

Mit der angezündeten Moxa-Zigarre, wobei auf ausreichende Wärmeentwicklung zu achten wäre, soll durch Heben und Senken der Moxa-Zigarre der Akupunkturpunkt erwärmt werden ohne den Akupunkturpunkt und das umliegende Areal zu verbrennen.

Rotations-Technik

Mit der angezündeten Moxa-Zigarre, wobei auf ausreichende Wärmeentwicklung zu achten wäre, soll durch leichte kreisrunde Bewegungen der Moxa-Zigarre der Akupunkturpunkt erwärmt werden, ohne den Akupunkturpunkt und das umliegende Areal zu verbrennen.

Sowohl die Spatzen-Pick-Technik, als auch die Rotations-Technik sehen etwas „Heimwerker-mäßig“ aus.

Moxen über Papier-Isolation

An den chinesischen Kliniken wird gerne über Papier-Isolation gemoxt. Hierbei wird das Papier mehrfach gefaltet, über den Akupunkturpunkt gelegt und kurz mit der Moxa-Zigarre darauf gedrückt.

Dies wird mehrfach wiederholt, bis ein intensives Wärmegefühl entsteht.

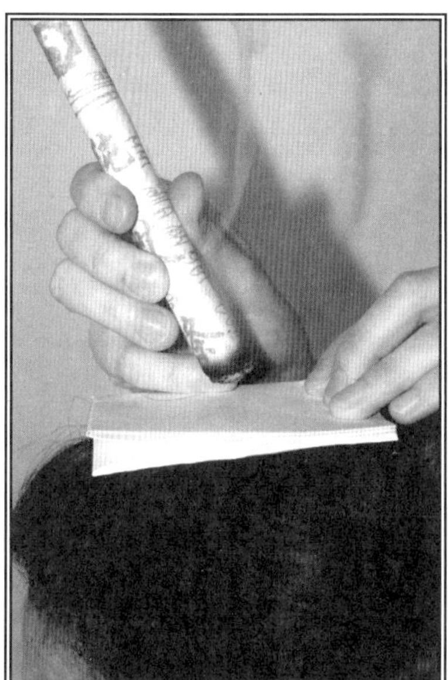

Am LG 20, Chinesisch Bai Hui, wird besonders häufig an den chinesischen Krankenhäusern mittels einer Isolationsschicht aus Papier der Akupunkturpunkt erwärmt.

Hier werden genannt:

- Kälte eliminieren
- Qi tonisieren
- Yang tonisieren

Moxa-Halter

Sowohl die Spatzen-Pick-Technik, als auch die Rotations-Technik sehen etwas „Heimwerker -mäßig" aus.

Um hier eine entsprechende Professionalität zu erreichen, wird oft ein Instrument zum Halten der Moxa-Zigarre verwendet.

Wir nennen dieses Hilfsinstrument:

- Moxa-Halter

Bevorzugte Akupunkturpunkte, um mit dem Moxa-Halter zu arbeiten:

- Di 10, Chinesisch Shou San Li
- Ma 36, Chinesisch Zu San Li
- MP 6, Chinesisch San Yin Jiao
- Bl 23, Chinesisch Shen Shu
- KG 4, Chinesisch Guan Yuan
- KG 6, Chinesisch Qi Hai
- LG 4, Chinesisch Ming Men

Moxa-Zigarre an Tian Liao

Der Akupunkturpunkt Tian Liao, 3E 15, wird häufig als lokaler Akupunkturpunkt bei schmerzhafter Schulter eingesetzt.

Bei Erkrankungen der Schulter mit:

- Schmerzen
- Steifigkeit

ist der Akupunkturpunkt fast immer druckschmerzhaft.

Im Sinne eines Ah Shi Punktes somit auch behandlungsbedürftig.

Im Rahmen einer Akupunkturbehandlung sollte dieser Akupunkturpunkt entsprechend genadelt und vom Patienten anschließend gemoxt werden.

Hierbei zeigt der Akupunkturpunkt eine gute Wirkung.

Die Wirkung ist besonders intensiv, wenn man den Akupunkturpunkt mit einer Moxa-Zigarre leicht erwärmt.

Gemäß der Terminologie der TCM werden:

- äußerer pathogener Faktor Wind eliminiert
- äußerer pathogener Faktor Kälte eliminiert
- Qi-Stagnation beseitigt
- Xue-Stagnation beseitigt
- Xue bewegt

Moxa-Zigarre an Xuan Zhong

Der Akupunkturpunkt Xuan Zhong, Gb 39, kann:

- Nieren-Essenz stärken
- Mark tonisieren

Die Wirkung ist besonders intensiv, wenn man den Akupunkturpunkt mit einer Moxa-Zigarre leicht erwärmt.

Die regelmäßige Anwendung des Akupunkturpunktes hat bei alten Menschen eine vorbeugende Wirkung gegen Schlaganfall.

Anmerkung

So wie man ab 30 Jahren den Ma 36, Chinesisch Zu San Li, wöchentlich einmal moxen soll, hat es sich bewährt im vorgerückten Alter – ab 50 Jahre den Gb 39, Chinesisch Xuan Zhong zu moxen.

Merke also:
Ab dem dreißigsten Lebensjahr den Ma 36, Chinesisch Zu San Li, moxen.
Ab dem fünfzigsten Lebensjahr den Gb 39, Chinesisch Xuan Zhong, moxen.

Moxa-Zigarre an Yin Men

Der Akupunkturpunkt Yin Men, Bl 37, wird häufig als lokaler Akupunkturpunkt bei Lumbo-Ischialgien eingesetzt. Insbesondere, falls die Schmerzausstrahlung entlang der Beinrückseite, entlang des Ischiasnervs zieht.

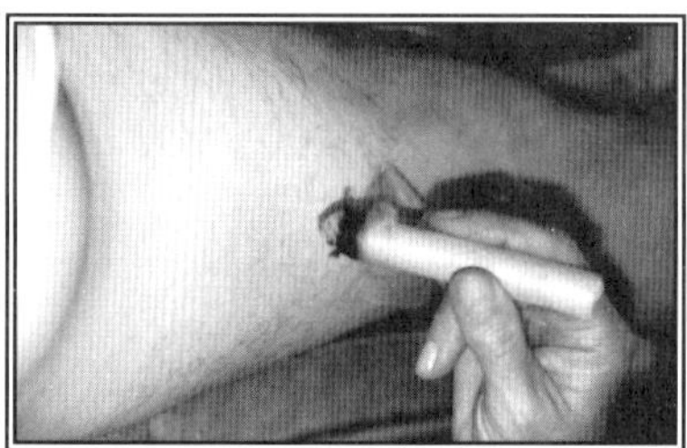

Die Wirkung ist besonders intensiv, wenn man den Akupunkturpunkt mit einer Moxa-Zigarre leicht erwärmt.

Gemäß der Terminologie der TCM werden:

- äußerer pathogener Faktor Kälte eliminiert
- Qi-Stagnation beseitigt
- Xue-Stagnation beseitigt
- Xue bewegt

Yin Men hat sich in der Begleitbehandlung von Lumbo-Ischialgien sehr bewährt. Insbesondere kann der Patient die Therapie selbst durchführen.

Moxa-Zigarre an Yin Tang

Der Akupunkturpunkt Yin Tang, Extrapunkt, wird in der chinesischen Volksmedizin bei Schlafstörungen eingesetzt.

Diese Wirkung ist besonders intensiv, wenn man den Akupunkturpunkt mit einer Moxa-Zigarre leicht erwärmt.

Gemäß der Terminologie der TCM:

- beruhigt den Geist

Aufgrund der beruhigenden Wirkung auf den Geist wird der Akupunkturpunkt auch bei Unruhezuständen und bei Angst eingesetzt.

Anmerkung

Diese Technik wird von den Patienten nicht gerne umgesetzt, da der Akupunkturpunkt Yin Tang zwischen den Augen, dort wo das „dritte Auge" definiert wird, lokalisiert ist.

Moxa-Zigarre an Zhang Men

Der Akupunkturpunkt Zhang Men, Le 13, kann als Hui Punkt der Zang Organe zur Stärkung der Milz eingesetzt werden.

Die Wirkung ist besonders intensiv, wenn man den Akupunkturpunkt mit einer Moxa-Zigarre leicht erwärmt.

Gemäß der Terminologie der TCM:

- tonisiert das Milz-Yang

Der Begriff Milz-Yang steht hier für eine gute Verdauung. Das sanfte Erwärmen von Zhang Men verbessert die Verdauung!

Moxa-Zigarre an Zhi Bian

Der Akupunkturpunkt Zhi Bian, Bl 54, wird häufig als lokaler Akupunkturpunkt bei Lumbo-Ischialgien eingesetzt. Insbesondere, falls die Schmerzausstrahlung entlang des unteren Rückens, über das Gesäß in Richtung Bein und Fuß ausstrahlt.

Die Wirkung ist besonders intensiv, wenn man den Akupunkturpunkt mit einer Moxa-Zigarre leicht erwärmt.

Gemäß der Terminologie der TCM werden:

- äußerer pathogener Faktor Kälte eliminiert
- äußerer pathogener Faktor Nässe eliminiert

Moxa-Zigarre über Akupunkturpunkten nach Gao Wu

Gao Wu, ein Akupunkteur im historischen China, hat Akupunkturpunkte definiert, mit denen sich das Yang wieder gewinnen lässt.

Yang-Eigenschaften sind:

- Dynamik
- Kraft
- Potenz

Physiologische Eigenschaften sind:

- wärmen
- trocknen
- bewegen
- umwandeln

Diese Akupunkturpunkte sind

- LG 15, Chinesisch Ya Men
- KS 8, Chinesisch Lao Gong
- MP 6, Chinesisch San Yin Jiao
- Ni 1, Chinesisch Yong Guan
- Ni 3, Chinesisch Tai Xi
- KG 12, Chinesisch Zhong Wan
- Gb 30, Chinesisch Huan Tiao
- Ma 36, Chinesisch Zu San Li
- Di 4, Chinesisch He Gu

Moxa-Zigarre an Huan Tiao

Der Akupunkturpunkt Huan Tiao, Gb 30, hat eine ähnlich tonisierende Wirkung wie Zu San Li, Ma 36.

Die Wirkung ist besonders intensiv, wenn man den Akupunkturpunkt mit einer Moxa-Zigarre leicht erwärmt.

Gemäß der Terminologie der TCM werden:

- tonisiert Qi
- tonisiert Xue

Somit hat Huan Tiao, Gb 30, eine deutliche Revitalisierung auf den ganzen Körper des Menschen, ähnlich dem Akupunkturpunkt Ma 36, Zu San Li.

Als Sternenpunkt nach Ma Dan Yang gehört Huan Tiao zu den zwölf wichtigsten Akupunkturpunkten.

Grundsätzlich ist Huan Tiao auch gut bei degenerativen Veränderungen an der Hüfte!

Moxa-Zigarre für langes Leben

Grundsätzlich beschäftigt sich der Mensch damit, möglichst alt zu werden und dabei möglichst jung auszusehen.

Moxen Sie mit einer Moxa-Zigarre nacheinander folgende Akupunkturpunkte:

- KG 6, Chinesisch Qi Hai
- MP 6, Chinesisch San Yin Jiao
- Ma 36, Chinesisch Zu San Li
- KS 6, Chinesisch Nei Guan

Mit dieser Kombination wird:

- Qi tonisiert
- Xue tonisiert

und somit erfährt der Körper eine entsprechende Revitalisierung.

Moxa-Zigarre für längeres Leben

Moxen Sie mit einer Moxa-Zigarre nacheinander folgende Akupunkturpunkte:

- KG 6, Chinesisch Qi Hai
- MP 6, Chinesisch San Yin Jiao
- Ma 36, Chinesisch Zu San Li
- KS 6, Chinesisch Nei Guan

Mit dieser Kombination wird:

- Qi tonisiert
- Xue tonisiert

und somit erfährt der Körper eine entsprechende Revitalisierung.

Langes Leben und Gesundheit

Es könnte therapeutisch eine kleine Korrektur durchgeführt werden, so lebt man nicht nur lange, sondern auch noch in guter Gesundheit. Folgende Kombination ermöglicht beides:

- langes Leben
- Gesundheit

So werden Sie 3 x 30 Jahre…

Wählen Sie folgende Akupunkturpunkte:

- KG 4, Chinesisch Guan Quan
- KG 6, Chinesisch Qi Hai
- KG 8, Chinesisch Shen Que
- KG 12, Chinesisch Zhong Wan
- LG 4, Chinesisch Ming Men
- Ma 36, Chinesisch Zu San Li

Moxa-Zigarre über Schlüsselpunkten

Für bestimmte Körperregionen gibt es so genannte Schlüsselpunkte. Diese lassen sich hervorragend mittels einer Moxa-Zigarre erwärmen.

Wir kennen folgende Schlüsselpunkte:

Abdomen

- Ma 36, Chinesisch Zu San Li
- KG 12, Chinesisch Zhong Wan

Rücken

- Bl 23, Chinesisch Shen Shu
- Bl 25, Chinesisch Da Chang Shu
- LG 4, Chinesisch Ming Men
- LG 3, Chinesisch Yao Yang Guan

Thorax

- KG 17, Chinesisch Shan Zhong[25]

Sehnen

- Gb 34, Chinesisch Yang Ling Quan

Muskulatur

- Ma 36, Chinesisch Zu San Li

Knochen

- Bl 11, Chinesisch Da Shu

---

[25] Alternativer Name ist Tan Zhong

Moxa-Zigarre in Kombination

Die Chinesische Medizin zeichnet sich durch einen pragmatischen Gebrauch der Theorie aus. So gibt es augenscheinlich nichts, was es nicht doch geben kann.

Dies liegt nun weniger im analytischen Bereich dieser Medizin begründet, als mehr im empirischen Zweig.

So kann mit der Moxa-Zigarre so gut wie jeder Akupunkturpunkt erwärmt werden, es können aber auch Isolationsmaterialien zur pharmakologischen Verstärkung genutzt werden.

Vorstellbar wäre zum Beispiel das Einreiben der Akupunkturpunkte und Areale mit einer erwärmenden Salbe und anschließende Moxa-Therapie.

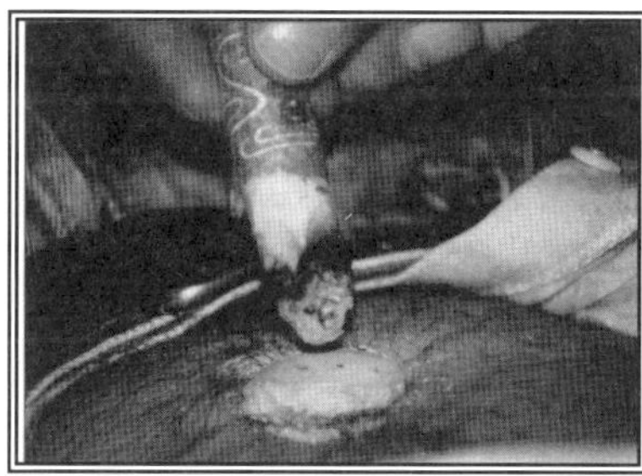

Zudem kann der Bauchnabel wie schon dargestellt mit Salz gefüllt, eine Ingwerscheibe aufgelegt und anschließend mittels Moxa-Zigarre erwärmt werden.

Es hat keinen großen Vorteil gegenüber dem Moxa-Kegel, eventuell kann die Wärmeentwicklung besser gesteuert werden.

Moxa-Zigarette

Die Anwendung mit der Moxa-Zigarette entspricht in etwa die der Zigarre.

Die Moxa-Zigarre wird eher bei Erwachsenen und die Moxa-Zigarette eher bei Kindern angewandt.

Das therapeutische Spektrum dürfte ähnlich sein.

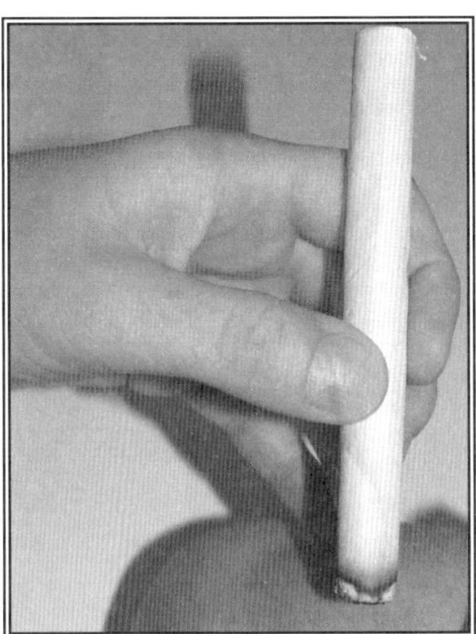

Moxa mit der Moxa-Zigarette gefällt den Kindern meist sehr gut. Sieht es doch spannend aus, es raucht und riecht so komisch.

Zudem ist Moxa sehr angenehm und so gut wie schmerzfrei.

Smokeless Moxa

Bei der Moxa-Therapie wird oftmals die Rauchentwicklung sowohl vom Patienten als auch vom Therapeuten als störend empfunden.

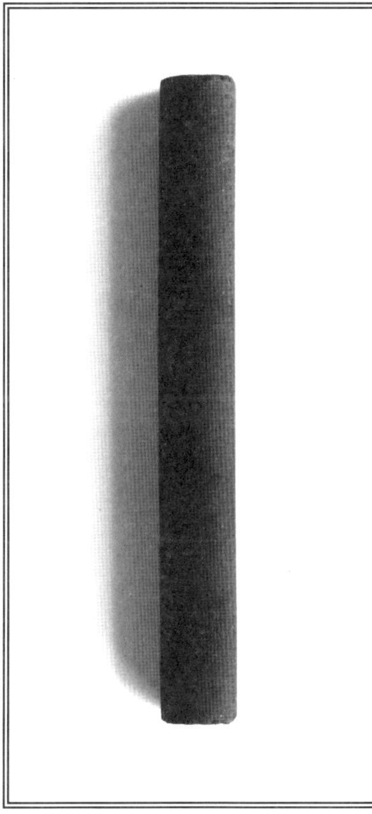

Um dieser Beeinträchtigung entgegen zu wirken, wurden Moxa-Stangen aus Moxa-Kohle entwickelt. Diese werden unter den gleichen Bedingungen hergestellt, wie auch Holzkohle.

Diese Moxa-Kohle wird im Fachhandel oft unter dem Namen „smokeless Moxa" angeboten.

Grundsätzlich kann die Moxa-Kohle genauso eingesetzt werden wie die Moxa-Zigarre.

Jedoch gibt es auch große Unterschiede. So verbrennt die Moxa-Kohle zu heiß, die Wärmeentwicklung ist eher aggressiv und sollten sich in der Moxa-Kohle Haarrisse befinden, kann die Moxa-Kohle auch abbrechen.

Zudem kann man die Moxa-Kohle kaum in der Moxa-Box verwenden, da auch hier das Abbrandverhalten zu heiß wäre. Hier stört weniger die Wärmeentwicklung als mehr die Tatsache, dass hierdurch das Sperrgitter zerstört werden kann.

Der Vorteil der Moxa-Zigarre, als „smokless-Variante" ist die fast geruchlose Anwendung. Diese macht jedoch die Nachteile kaum wieder gut.

Magic-stick

In China gibt es noch eine weitere Variante der „smokeless Moxa".

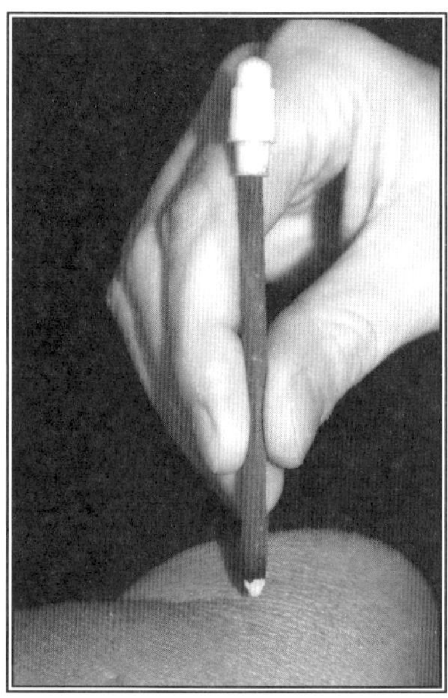

Es sind etwas dickere und stärkere Räucherstäbchen mit verschiedenen Inhaltsstoffen.

Diese werden angebrannt und unter einer Papierisolation auf die entsprechenden Akupunkturpunkte aufgebracht.

Hierbei kommt es zu einer deutlichen Erwärmung des Akupunkturpunktes und zu einer sehr schnellen Reaktion.

Ausgeführt wird der „Magic-stick" in der Kinderheilkunde.

Der Magic-stick ist letztendlich eine Variante der Räucherstäbchen, nur etwas stabiler in der Anwendung.

Moxa mit Räucherstäbchen

Dies ist eine weitere Variante der Moxatherapie und könnte zum Beispiel bei der Erwärmung von Ohrpunkten oder der Anfangs- und Endpunkten an den Händen und Füßen zur Anwendung kommen.

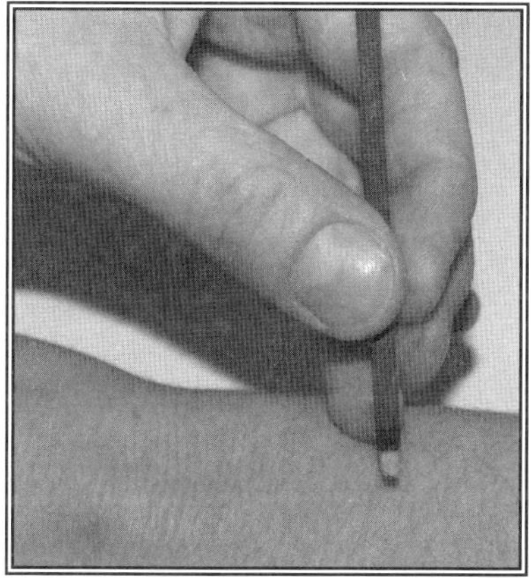

Einige Therapeuten haben diese Art der Moxatherapie nach ihren Namen benannt. So würde es zum Beispiel in China die „Thews-Stäbchen“ zur Moxatherapie geben.

Hierbei würde natürlich nur der Preis für die Materialien steigen und nicht unbedingt die Effizienz.

Deswegen braucht man nicht unbedingt die Moxa-Stäbchen“ nach Herrn XY kaufen.

Es reichen oft die Weihrauchstäbchen, die es im Handel gibt, aus. Achten Sie nur darauf, dass diese Stäbchen etwas dicker und stabiler sind.

Anräuchern mittels Moxa-Rauch

In vielen Kulturen gab es schon immer Heilrauch. So natürlich auch in der Traditionellen Chinesischen Medizin.

Hierbei könnten die entsprechenden Areale, meist bei orthopädischen Störungen, angeräuchert werden.

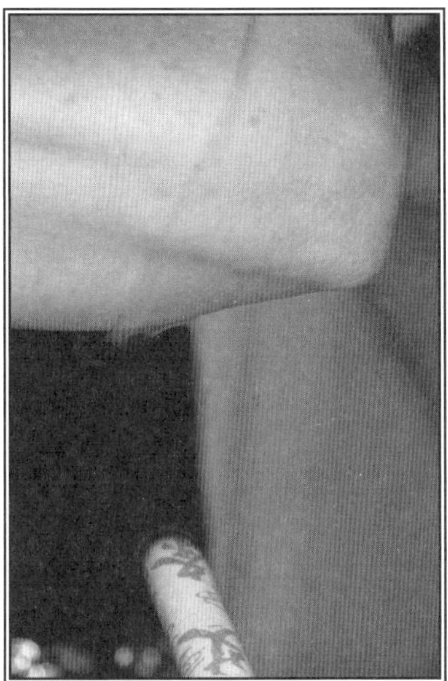

Es wird die Moxa-Zigarre angezündet und man achtet auf eine entsprechende Rauchentwicklung[26].

Dann hält der Therapeut die Moxa-Zigarre so, dass der Bereich angeräuchert wird.

Dies ist eine einfache und oft sehr wirksame Therapie bei stumpfen Traumatas, wo es zu Einblutungen und Schmerzen kommt.

Diese Variante kommt selten zum Einsatz.

[26] Leider kommt auf dem Bild die Rauchentwicklung nicht so gut zum Vorschein

Moxa mit Instrumenten

Die chinesische Medizin hat aufgrund ihrer langen Tradition ein Variantenreichtum entwickelt, wie kaum ein anderes Medizinsystem. Hierzu gibt es unterschiedliche Instrumente, wobei der Begriff Instrumente hier meist sehr wohlwollend diskutiert wird.

Moxa-Box
- klein
- groß

Moxa-Ofen
- unterschiedliche Formen
- Taschenwärmer

Moxa-Bügeleisen

Moxa-Ofen

Moxa-Halter
- unterschiedliche Formen

Diese Instrumente dienen dazu, weniger den Akupunkturpunkt, als mehr ein Areal zu erwärmen.

Gemäß der Terminologie der TCM werden:

- Qi tonisiert
- Yang tonisiert
- äußerer pathogener Faktor Kälte eliminiert
- Qi-Stagnation beseitigt
- Xue-Stagnation beseitigt
- Xue bewegt

Bevorzugte Areale sind um folgende Akupunkturpunkte herum:

- KG 8, Chinesisch Shen Que
- KG 12, Chinesisch Zhong Wan
- LG 4, Chinesisch Ming Men
- LG 14, Chinesisch Da Zhui

Moxa-Bügeleisen

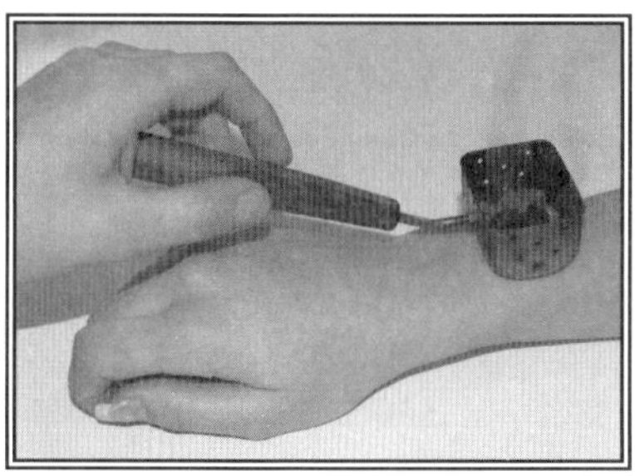

Das Moxa-Bügeleisen dient dazu ein größeres Areal zu erwärmen.

Hierbei wird der pathogene Faktor Kälte eliminiert, es werden Qi und Xue bewegt, somit werden mit dem Moxa-Bügeleisen vor allem Schmerzen beseitigt.

Moxa-Ofen

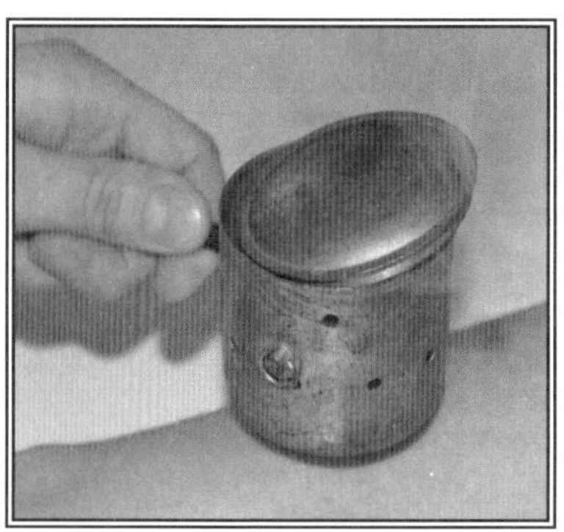

Der Moxa-Ofen ist ähnlich wie das Bügeleisen zur Erwärmung von Arealen geeignet.

Eventuell von der Bedienung ein wenig besser, als das Moxa-Bügeleisen zu bedienen.

Moxa-Taschenwärmer

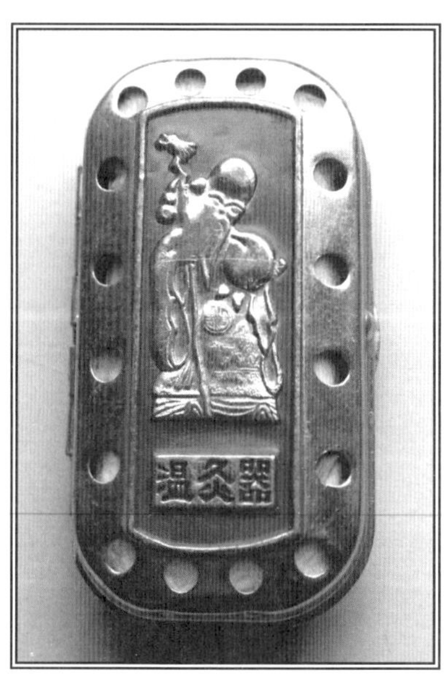

Hier sehen wir einen Moxa-Taschenofen, wie er gerne in den kalten Gegenden Chinas zum Einsatz kommt.

Der Moxa-Taschenofen wird weniger therapeutisch eingesetzt.

Moxa-Box

Die Moxa-Box dient dazu entsprechende Areale flächig zu erwärmen. Da sanfte Wärme bekanntermaßen sowohl Qi als auch Blut bewegt und zudem der äußere pathogene Faktor Kälte eliminiert wird, können wir davon ausgehen, dass sich die Moxa-Box bei der Schmerztherapie bewährt hat. Wir können uns das ähnlich vorstellen, wie eine Wärmflasche oder ein heißes Kirschkernkissen.

Die Moxa-Box gibt es in unterschiedlichen Formen und Größen, jedoch werden oftmals zwei Standardgrößen dargestellt:

- Moxa-Box, klein
- Moxa-Box, groß

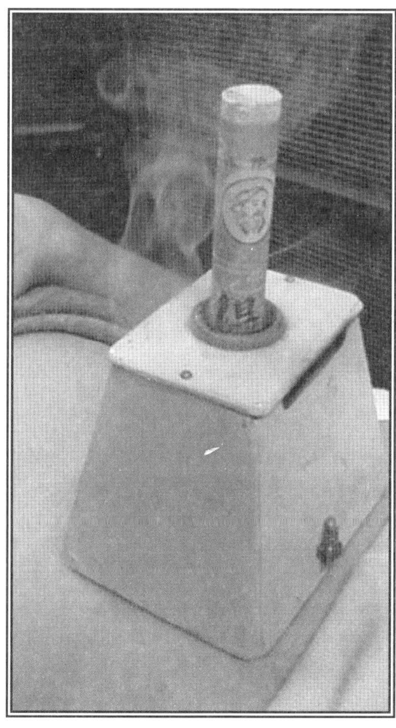

Die Moxa-Box wirkt weniger über den Akupunkturpunkt, als mehr über eine Fläche oder Areal ein. Aufgrund dessen, dass das Moxa erst mit dem Abbrennen seine Wärme entfaltet, kann das Gewebe nicht nur an der Oberfläche, sondern auch in der Tiefe erwärmt werden.

Hierbei wird der Gewebestoffwechsel deutlich angeregt und wirkt sich günstig auf den Körper aus.

In folgenden Fachgebieten hat sich die Moxa-Box bewährt:

- Orthopädie
- Gynäkologie
- Pediatrie
- innere Medizin
- Geriatrie

Durch das Abbrennen von Moxa entsteht eine sanfte Wärme, diese wirkt auf das Areal ein und fördert somit die Durchblutung. Metaboliten werden abtransportiert und Sauerstoff kommt ins Gewebe.

Sollte die Abstrahlungswärme zu groß werden, können kleine Holzstäbe unter die Box gelegt werden, somit erhöht sich der Abstand der Box zum Gewebe und die Wärme kann länger einwirken.

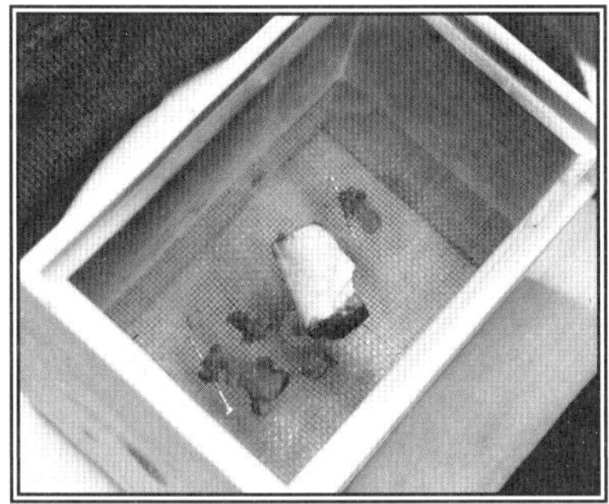

In der Moxa-Box befindet sich auf etwa halber Höhe ein Metallgitter. Auf dieses werden die Moxa-Teile aufgelegt. Entweder nimmt man einige Stücke einer Moxa-Zigarre, oder Moxa-Wolle. Es gibt unterschiedliche Anordnungen, die entsprechend diskutiert werden können. Grundsätzlich jedoch steht die Wärmeentwicklung im Vordergrund, weniger der energetische Aspekt.

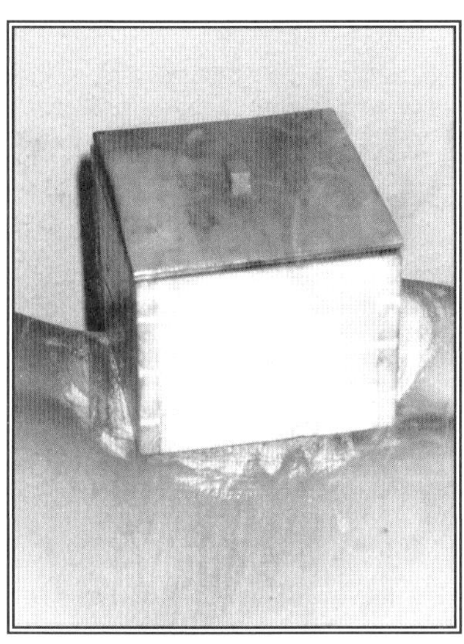

Die Abstrahlungswärme der Moxa-Box wirkt intensiver, wenn vorher das zu behandelnde Areal mit einer erwärmenden Salbe eingerieben wurde.

Anschließend kann die Moxa-Box eine sanfte Wärmeentwicklung entfalten.

Nachdem die Moxa-Box entfernt wurde, kann mittels Tui Na - entspricht einer westlichen Massage, nochmals Qi und Blut bewegt werden, was sich günstig auf die Behandlung auswirkt.

Wärme- und Brenntherapie

Wenn man an Wärme- und oder Brenntherapie denkt, so denkt man automatisch an den berühmten Satz von Hippokrates:

Was die Arznei nicht heilt, heilt das Messer
Was das Messer nicht heilt, heilt das Feuer

So hat diese Art der Therapie auch innerhalb der Aschner-Verfahren seinen Stammplatz.

Im Rahmen der Traditionellen Chinesischen Medizin kennen wir zwei Verfahren:

- Wärme- oder heiße Nadel
- Feuer-Nadel

Auch in der Traditionellen Chinesischen Medizin gibt es einen ähnlichen Merksatz:

Zwischen einzelnen Akupunktursitzungen soll häufig gemoxt werden

Heiße Nadel

Die heiße Nadel wird in der Literatur oft auch als:

- warme Nadel

bezeichnet.

Bei der warmen Nadel, Chinesisch Wen Zhen, wir nennen dies im weiteren Text auch häufig „heiße Nadel", wird die Akupunkturnadel mit Moxa-Kraut umwickelt und diese angezündet. Hierbei wird die Nadel nicht direkt, sondern indirekt über den Abbrand der Moxa-Wolle erwärmt.

Wir bevorzugen den Begriff „heiße Nadel", da die Nadel durch das abbrennende Moxa nicht nur warm, sondern heiß wird.

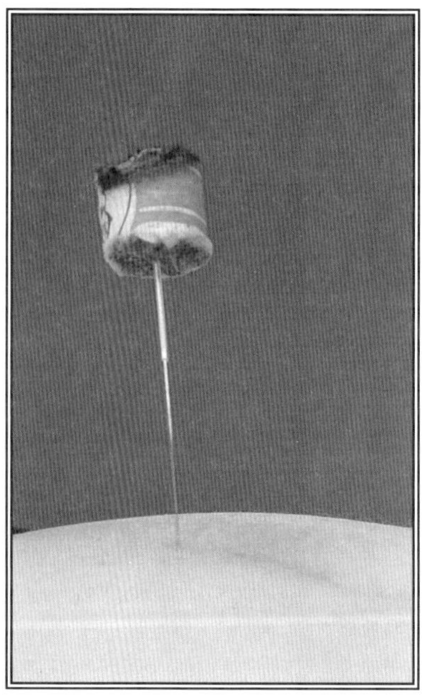

Die warme Nadel vereint die Vorteile der:

- Akupunktur
- Moxa-Therapie

Die warme Nadel ist sehr wirksam bei:

- äußerer pathogener Faktor Kälte
- Yang Mangel
- Wei-Syndrom
    - Lähmung
    - Postapoplex

Sowohl die Nadeldicke, die Beschaffenheit des Moxa-Krautes, als auch das Metall selbst haben einen Einfluss auf die Wirkung.

Die Theorie der Meridiane bildet ein therapeutisches Fundament in der Traditionellen Chinesischen Medizin.

Im Ling Shu, 11. Kapitel können wir nachlesen:

„Der Mensch lebt und Krankheiten brechen aus… sowohl der Unerfahrene als auch der Meister müssen stets mit den Meridianen beginnen".

Die Meridiane leiten Qi und Blut, sind mit den inneren Organen in Verbindung und stellen ein komplexes Netzwerk dar.

Wir können grundsätzlich diskutieren:

- 12 Hauptmeridiane
- 8 außerordentliche Meridiane

Wir können nun die Hauptmeridiane isoliert betrachten:

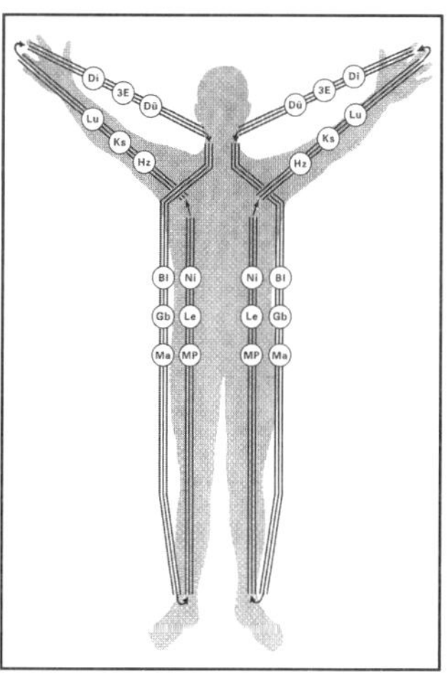

• Shou Tai Yin	Lungen Meridian
• Shou Yang Ming	Dickdarm Meridian
• Zu Yang Ming	Magen Meridian
• Zu Tai Yin	Milz Meridian
• Shou Shao Yin	Herz Meridian
• Shou Tai Yang	Dünndarm Meridian
• Zu Tai Yang	Blasen Meridian
• Zu Shao Yin	Nieren Meridian
• Shou Jue Yin	Kreislauf / Sexus Meridian
• Shou Shao Yang	Dreifach Erwärmer Meridian
• Zu Shao Yang	Gallenblasen Meridian
• Zu Jue Yin	Leber Meridian

Wir können jedoch bei genauem Hinschauen auf die Meridiane auch so genannte Meridian-Achsen erkennen. Neben der Yin – Yang – Kopplung erkennen wir zumindest bei den Yang Meridianen auch eine Yang – Yang – Kopplung. Diese wird als Meridian Achse bezeichnet. Das gleiche Prinzip gibt es jedoch auch bei den Yin Meridianen, nur ist es dort nicht so leicht zu erkennen.

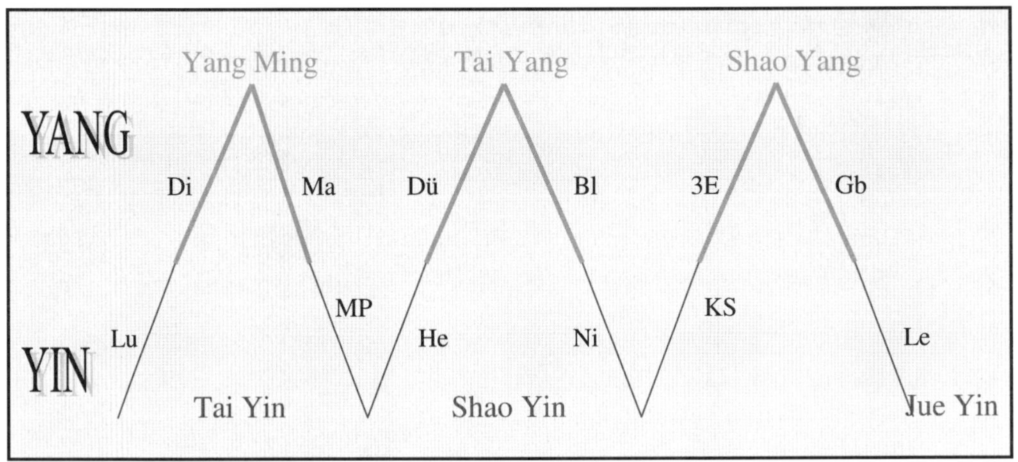

Dies wird deutlicher im chinesischen Begriff, für den Meridian:

- Shou Yang Ming Dickdarm Meridian
- Zu Yang Ming Magen Meridian

Somit können wir drei Yang Meridian - Achsen erkennen:

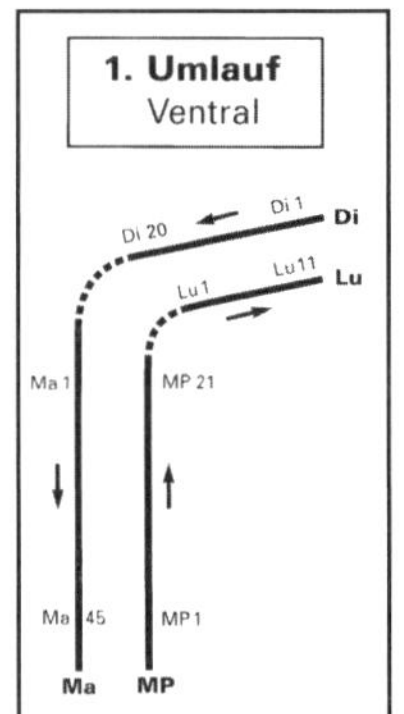

Yang Ming Achse

- Shou Yang Ming Dickdarm Meridian
- Zu Yang Ming Magen Meridian

Wir können dies in der Dreiteilung des Körpers auch als einen Umlauf bezeichnen:

- ventraler Umlauf

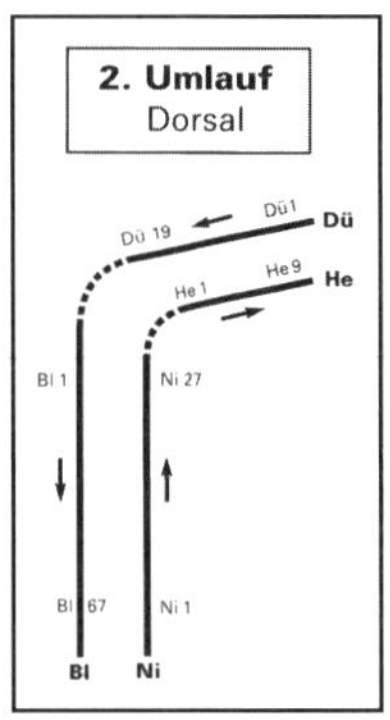

Tai Yang Achse

- Shou Tai Yang Dünndarm Meridian
- Zu Tai Yang Blasen Meridian

Wir können dies in der Dreiteilung des Körpers auch als einen Umlauf bezeichnen:

- dorsaler Umlauf

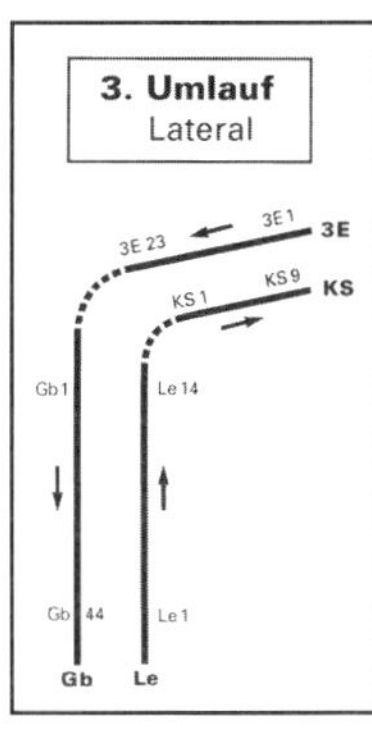

Shao Yang Achse

- Shou Shao Yang — Dreifach Erwärmer Meridian
- Zu Shao Yang — Gallenblasen Meridian

Wir können dies in der Dreiteilung des Körpers auch als einen Umlauf bezeichnen:

- lateraler Umlauf

Alle drei Yang Achsen haben eine wesentliche Aufgabe in der Behandlung von orthopädischen Erkrankungen.

Beliebte Akupunkturpunkte sind:

- Di 4, Chinesisch He Gu
- Ma 25, Chinesisch Tain Shu
- Ma 36, Chinesisch Zu San Li
- Bl 23, Chinesisch Shen Shu
- Gb 31, Chinesisch Feng Shi
- Gb 34, Chinesisch Yang Ling Quan
- LG 4, Chinesisch Ming Men
- LG 20, Chinesisch Bai Hui

Schritt für Schritt bei der heißen Nadel

Für die heiße Nadel braucht der Therapeut etwas Erfahrung. Zudem sollte genügend Zeit für die Therapie vorhanden sein. Termindruck, nervöse Patienten und eine allgemeine Unruhe in der Praxis übertragen sich oftmals ungünstig auf den Patienten.

Vorbereiten der Materialien

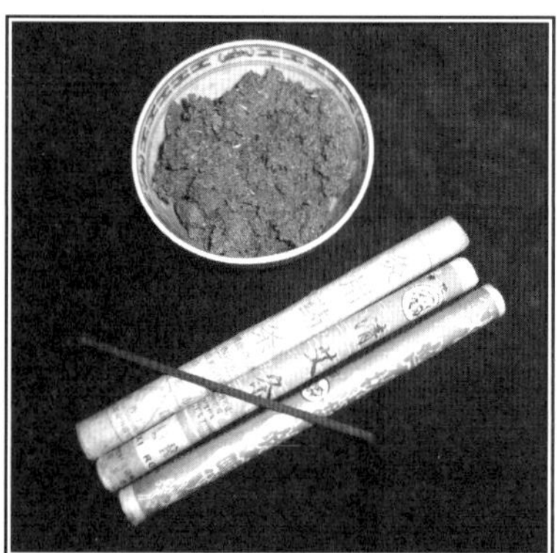

Für die heiße Nadel werden entsprechende Materialien benötigt. Diese legt man sich zurecht. Sei es nun Moxa-Wolle oder die Moxa-Stangen, die es in unterschiedlichen Qualitäten gibt.

Es ist darauf zu achten, dass das Material von bester und feinster Qualität ist.

Vorbereiten des Patienten

Für die Behandlung mit der heißen Nadel kann der Patient in der Regel sitzen. Wir bitten den Patienten sich in die entsprechende Position zu begeben oder eine für ihn angenehme Stellung einzunehmen. Sollte jedoch der Rücken mit der heißen Nadel behandelt werden, dürfte es sinnvoll sein zu liegen.

Stechen der Akupunkturnadel

Der entsprechende Akupunkturpunkt soll „lege artis“ gestochen werden. Sollte eine heiße Nadel zur Anwendung kommen, muss die Nadel tief genug implantiert sein. Zudem ist darauf zu achten, dass genügend Muskulatur vorhanden ist, um die entwickelte Wärme abzuleiten.

Vorbereiten der Moxa

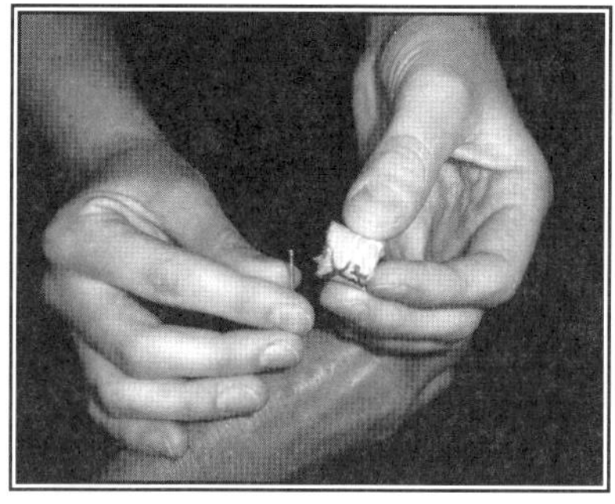

Von dem Moxa-Kraut oder der Moxa-Zigarre wird etwa 1 cm breit Moxa auf die Nadel gesteckt.
Dies bedarf etwas Übung, denn sonst sehen die Kegel wie fränkische Heuhaufen aus. Es werden unterschiedliche Größen in der Literatur diskutiert, jedoch hat dies keinen wesentlichen Einfluss auf die Therapie, falls nicht zu überdimensional gearbeitet wird.

Anzünden der warmen Nadel

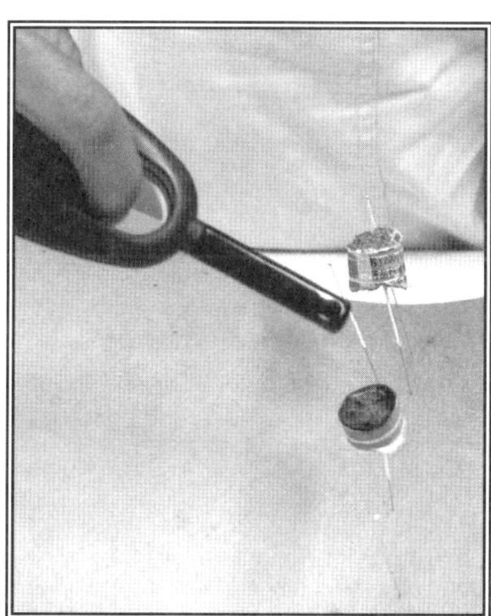

Je nach Technik wird die heiße Nadel präpariert und angezündet.

Dies kann mittels einem Feuerzeug, oder einem Räucherstäbchen geschehen.

Hierbei achtet der Therapeut darauf, dass sich keine Glut löst und es schon im Vorfeld der Therapie zu Verbrennungen kommt.

Wir kennen folgende Techniken

- tonisierende
- sediernde

Tonisierende Technik

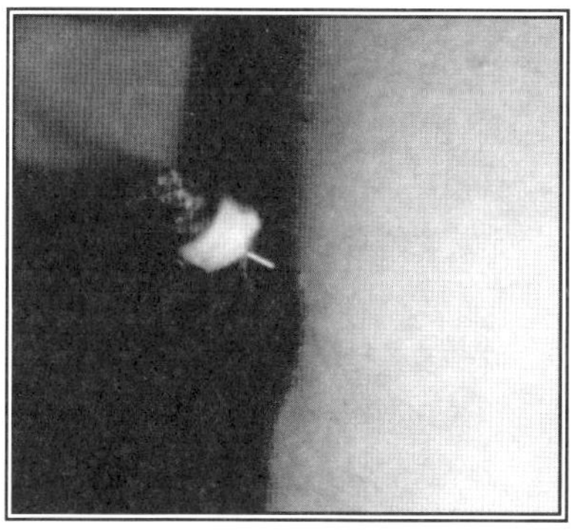

Um eine tonisierende Technik zu entwickeln, muss bei der heißen Nadel der körperferne Teil des Moxa-Krauts angezündet werden. Hierbei wird die Nadel sanft und langsam erwärmt.

Dies geht mit den allgemeinen Grundsätzen der energetischen Therapie konform:

- sanfte Reize stärken

Sedierende Technik

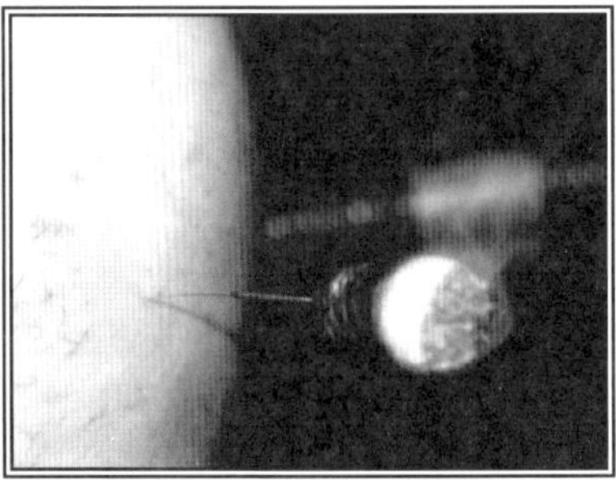

Um eine sedierende Technik zu entwickeln, muss bei der heißen Nadel der körpernahe Teil des Moxa-Krautes angezündet werden.

Hierbei wird die Nadel rasch und intensiv erwärmt. Zudem wird die Abstrahlungswärme ebenfalls auf den Körper einwirken.

Dies geht mit dem allgemeinen Grundsätzen der energetischen Therapie konform:

- sanfte Reize stärken
- starke Reize hemmen

Schutz der Haut

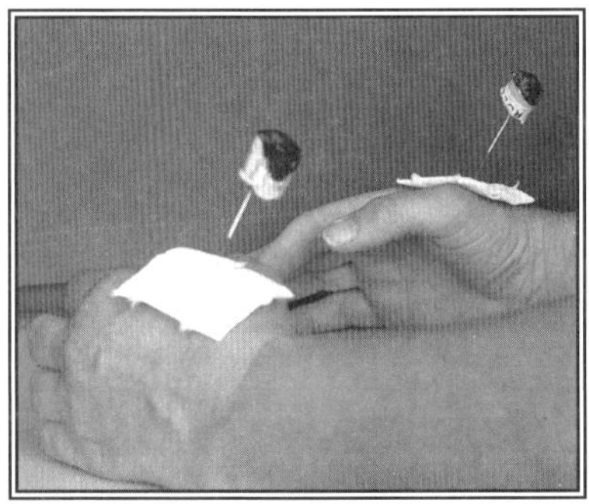

Gegenüber der Abstrahlungswärme kann es notwendig werden die Haut zu schützen. Hierzu reißen wir einen Tupfer bis zur Hälfte ein und legen diesen um die Akupunkturnadel. Die Abstrahlungswärme wird nun größtenteils vom Tupfer absorbiert und die eigentliche therapeutische Wärme kann über die Akupunkturnadel tief zum Akupunkturpunkt vordringen.

Beenden der Moxatherapie

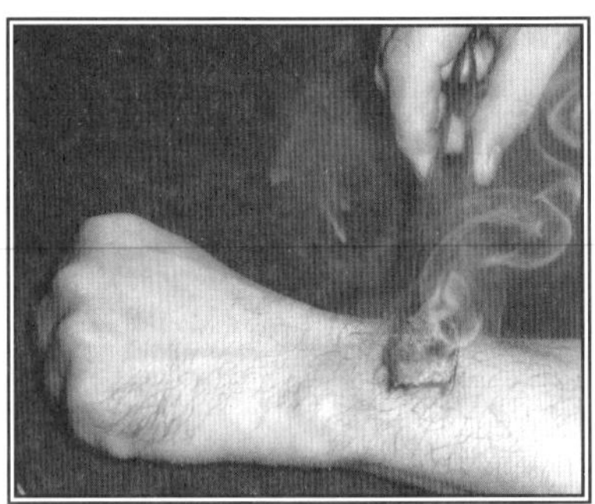

Nach einer gewissen Zeit wird das Moxa soweit abgebrannt sein, so dass der Patient einen Brennschmerz verspürt. Jetzt muss das heruntergebrannte Moxa entfernt werden. Hierzu gibt es mehrere Möglichkeiten.
Eine elegante Methode ist, die Moxa-Asche mit der Pinzette zu fassen und entsprechend zu entfernen. Natürlich muss anschließend noch die Akupunkturnadel gezogen werden.

Vorsicht walten lassen

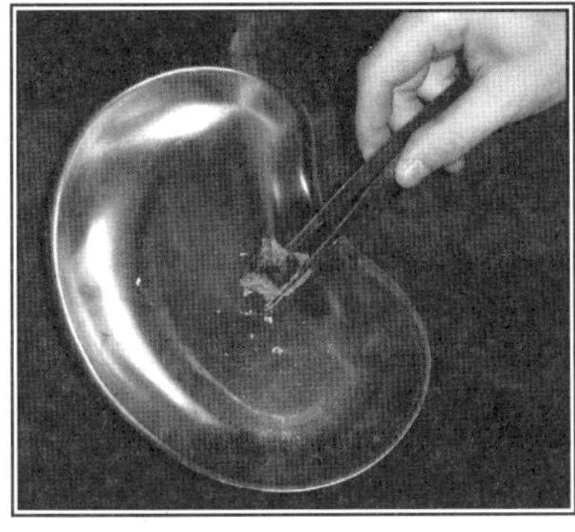

Da wir mit Feuer und Glut arbeiten, ist eine entsprechende Brandgefahr nicht ganz auszuschließen.

Deswegen sollte das entsorgte Moxa nicht mit brennbaren Materialien in Kontakt kommen. Nicht sofort den Abfall im Papierkorb entsorgen, sondern abwarten, bis alle Glutnester erloschen sind.

Entsorgen der Akupunkturnadel

Nachdem die Akupunkturnadel abgekühlt ist, muss diese vorschriftsmäßig entsorgt werden.

Nachbehandlung der Moxa-Stellen

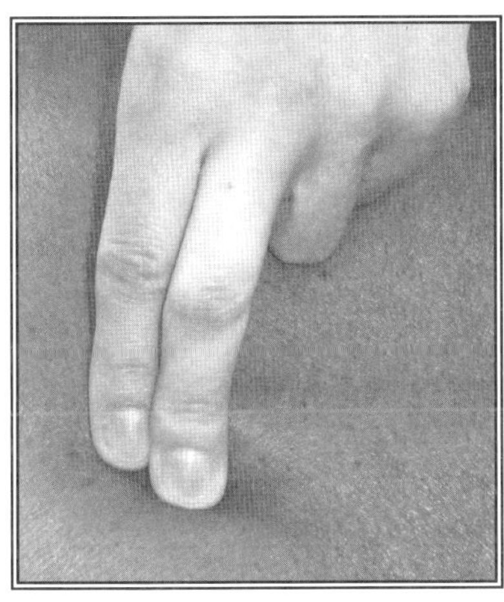

Je nach Reaktionslage kann eine Nachbehandlung notwendig sein. Normalerweise ist hierbei nicht viel zu beachten.

Als sehr angenehm nach dem Moxen wird eine sanfte „Tui Na Massage“ empfunden, da diese Qi und Blut bewegen kann und die Wirkung der Moxa-Therapie günstig fördert.

Diese kann noch mit wärmenden Salben unterstützt werden.

Achten Sie dabei auch auf Selbstschutz und tragen sie bei Absonderungen auf der Haut entsprechende Handschuhe.

Heiße Nadel an He Gu

He Gu, Di 4 ist ein interessanter und Erfolg versprechender Akupunkturpunkt und hat eine ausgeprägte Wirkung:

- beruhigend
- spasmolytisch

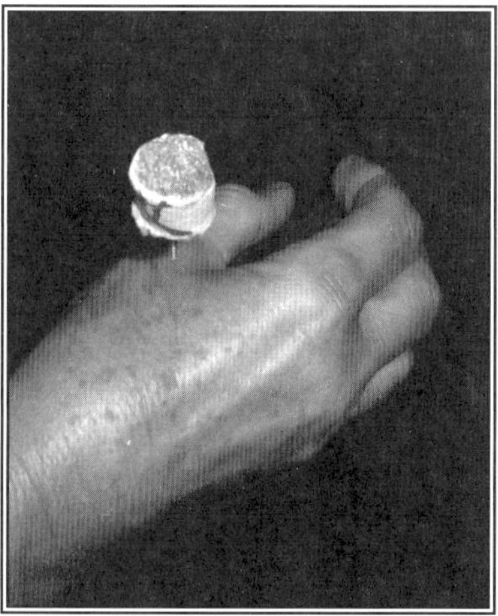

Wirkung gemäß TCM

- eliminiert den äußeren pathogenen Faktor Kälte
- öffnet die Körperoberfläche
- beseitigt Meridian-Obstruktionen
- tonisiert Qi
    - insbesondere Wei-Qi

Wir setzen die heiße Nadel ein bei:

orthopädischen Störungen
- Schulter-Arm-Syndrom
- Schmerzen in der Hand

Atemwegserkrankungen
- Schnupfen
- Husten

Wir kennen eine Redewendung in der chinesischen Medizin:

- He Gu ist der Meisterpunkt des Kopfes

Somit ergeben sich noch weitere Indikationen, wie zum Beispiel:

- Kopfschmerzen
    - bevorzugt frontal
- Migräne
- Trigeminus-Neuralgie
- Fazialisparese

Heiße Nadel an Shou San Li

Shou San Li, Di 10 ist ein interessanter und Erfolg versprechender Akupunkturpunkt und hat eine ausgeprägte Wirkung:

- spasmolytisch

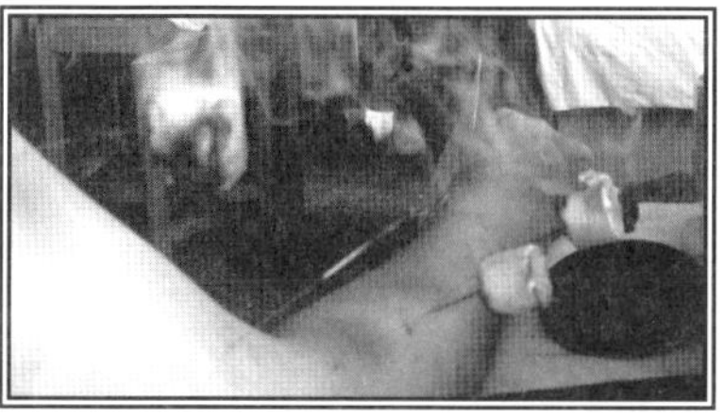

Wirkung gemäß TCM

- eliminiert den äußeren pathogenen Faktor Kälte
- beseitigt Meridian-Obstruktionen
- tonisiert Qi

Wir setzen die heiße Nadel ein bei:

orthopädischen Störungen
- Schulter-Arm-Syndrom
- Tennisellenbogen
- Ellenbogenschmerzen
- Schmerzen in der Hand
- Folgezustände von Schlaganfall
    - motorische Störungen
    - sensorische Störungen

Er ist ein Kardinalpunkt zur Behandlung aller Muskelprobleme der Schulter, Unterarme und Hände betreffend.

Heiße Nadel an Qu Chi

Qu Chi, Di 11 ist ein interessanter und Erfolg versprechender Akupunkturpunkt und hat eine ausgeprägte Wirkung:

- spasmolytisch

Wirkung gemäß TCM

- eliminiert den äußeren pathogenen Faktor Kälte
- beseitigt Meridian-Obstruktionen
- tonisiert Qi

Wir setzen die heiße Nadel ein bei:

orthopädischen Störungen

- Schulter-Arm-Syndrom
- Schmerzen in der Hand
- Folgezustände von Schlaganfall
    - motorische Störungen
    - sensorische Störungen

Dieser Akupunkturpunkt verbindet Ober- und Unterarm und kann deswegen die Beweglichkeit im Bereich des Ellenbogens verbessern.

Heiße Nadel an Jian Yu

Jian Yu, Di 15 ist ein interessanter und Erfolg versprechender Akupunkturpunkt und hat eine ausgeprägte Wirkung:

- spasmolytisch

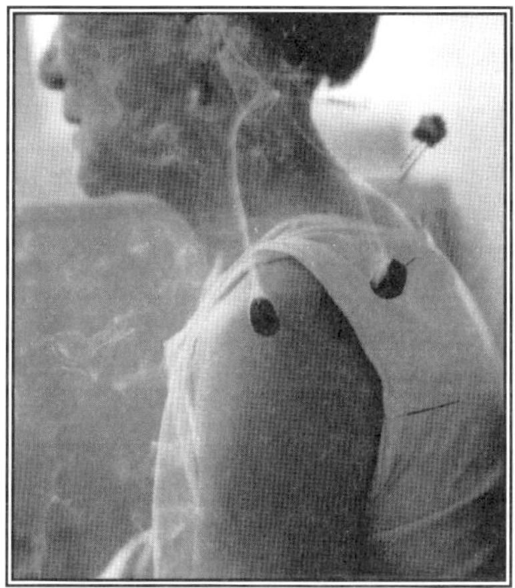

Wirkung gemäß TCM

- eliminiert den äußeren pathogenen Faktor Kälte
- beseitigt Meridian-Obstruktionen
- tonisiert Qi

Wir setzen die heiße Nadel ein bei:

orthopädischen Störungen
- Schulter-Arm-Syndrom
- Schmerzen in der Hand
- Folgezustände von Schlaganfall
    - motorische Störungen
    - sensorische Störungen

Dieser Akupunkturpunkt ist ein Kardinalpunkt zur Behandlung von Schulterschmerzen.

Heiße Nadel an Liang Men

Liang Men, Ma 21 ist ein interessanter und Erfolg versprechender Akupunkturpunkt und hat eine ausgeprägte Wirkung:

- spasmolytisch
- stoppt Erbrechen

Wirkung gemäß TCM

- besänftigt rebellierendes Magen Qi

Wir setzen die heiße Nadel ein bei:

- gastro-intestinale Probleme

Das Magen Qi hat die Aufgabe abzusteigen: Sollte dies nicht gewährleistet sein, kommt es zum rebellierenden Magen Qi.

Im Einzelnen:

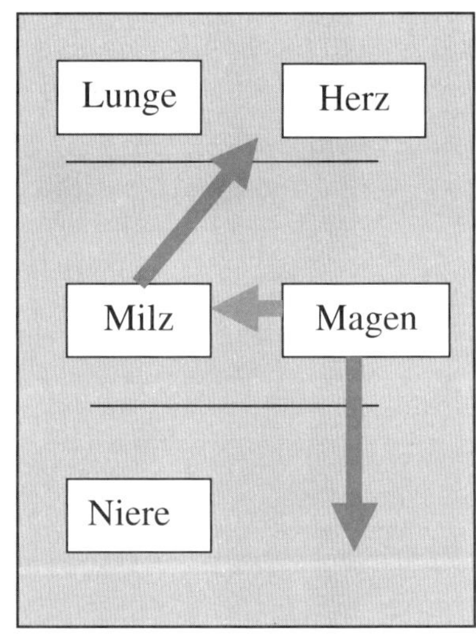

- Schmerzen
    - Epigastrium
        - § epigastrischer Winkel
        - § Gastritis
        - § Ulcus
    - Abdomen
- Verdauungsstörungen
- dyspeptische Beschwerden
    - schwacher Magen
    - Inappetenz
    - Völlegefühl
    - Blähungen
    - Aufstoßen
    - Reflux
    - Übelkeit
    - Brechreiz
    - Erbrechen
- Völlegefühl
    - Magen
    - Abdomen
    - Hypochondrium

Heiße Nadel an Tian Shu

Tian Shu, Ma 25 ist ein interessanter und Erfolg versprechender Akupunkturpunkt und hat eine ausgeprägte Wirkung auf den:

- Darm

Wirkung gemäß TCM

- unterstützt die absteigende Funktion
- beseitigt Nahrungs-Stagnation

Wir setzen die heiße Nadel ein bei:

- gastro-intestinale Probleme

Tian Shu, Ma 25 ist der Alarmpunkt des Dickdarms und kann bei einer großen Anzahl von Symptomen eingesetzt werden. In Beziehung zur heißen Nadel sollte es jedoch der äußere pathogene Faktor Kälte sein, der die Beschwerden verursacht. Da Kälte als pathogener Faktor zusammenziehen kann, werden hier insbesondere Schmerzen im Vordergrund stehen.

Heiße Nadel an Du Bi

Du Bi, Ma 35 ist ein interessanter und Erfolg versprechender Akupunkturpunkt und hat eine ausgeprägte Wirkung:

- spasmolytisch

Wirkung gemäß TCM

- beseitigt Meridian-Obstruktionen

Wir setzen die heiße Nadel ein bei:

orthopädischen Störungen

- Knie-Syndrom
- Schmerzen im Knie
- Folgezustände von Schlaganfall
  - motorische Störungen
  - sensorische Störungen

Dieser Akupunkturpunkt verbindet Ober- und Unterschenkel und kann deswegen die Beweglichkeit im Bereich der Beine verbessern.

Du Bi, Ma 35 ist der Meisterpunkt für die Knie.

Bei dieser Technik ist auf äußerste Hygiene zu achten und sollte nur von erfahrenen Therapeuten eingesetzt werden.

Heiße Nadel an Zu San Li

Zu San Li, Ma 36 ist ein interessanter und Erfolg versprechender Akupunkturpunkt und hat eine ausgeprägte Wirkung. Er ist der Dopingpunkt der chinesischen Medizin.

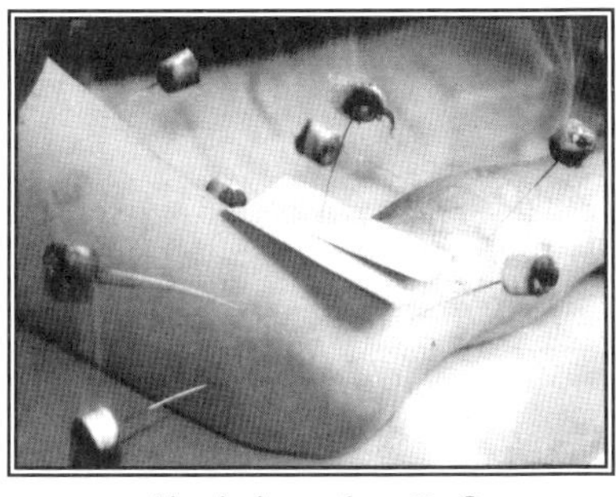

Wirkung gemäß TCM

- tonisiert Magen
- tonisiert Milz
- tonisiert Qi
    - des ganzen Körpers
    - des Wei-Qi
- tonisiert Yang
- eliminiert den äußeren pathogenen Faktor Kälte
- eliminiert den äußeren pathogenen Faktor Nässe

Wir setzen die heiße Nadel ein bei:

orthopädischen Störungen

- Knie-Syndrom
- Schmerzen im Knie
- Folgezustände von Schlaganfall
    - motorische Störungen
    - sensorische Störungen

Revitalisierung

- nach langer Krankheit
- bei verzögertem Heilungsverlauf
- zum Revitalisierung
- zur Stärkung

Immunsystem

- Zeiten erhöhter Infektanfälligkeit
- Prophylaxe

Zu San Li gehört zu den häufigsten genutzten Akupunkturpunkten in der chinesischen Medizin.

Heiße Nadel an Shen Shu

Shen Shu, Bl 23 ist ein interessanter und Erfolg versprechender Akupunkturpunkt und hat eine ausgeprägte Wirkung. Er wirkt als

- Transportpunkt

insbesondere bei chronischen Erkrankungen.

Hier kennt die chinesische Medizin folgende Merksätze:

- Bei chronischen Erkrankungen setze die Transportpunkte ein
- Alle chronischen Erkrankungen erschöpfen die Niere

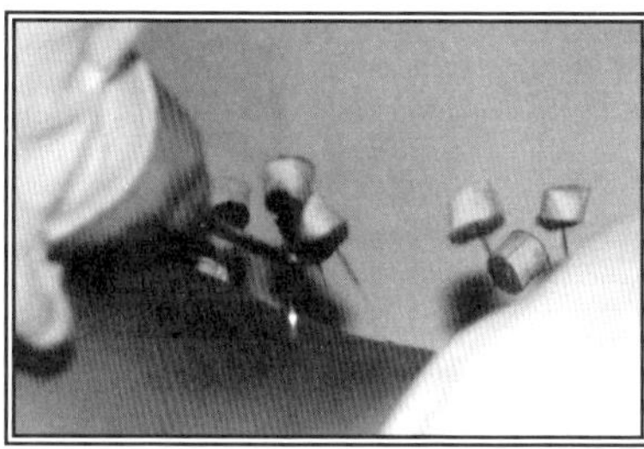

Wirkung gemäß TCM

- tonisiert die Niere
- tonisiert die Nieren-Essenz

Wir setzen den Shen Shu, Bl 23 bevorzugt bei:

- chronischen Schmerzen im Bereich der Lendenwirbelsäule

ein.

Heiße Nadel an Kun Lun

Kun Lun, Bl 60 ist ein interessanter und Erfolg versprechender Akupunkturpunkt und hat eine ausgeprägte Wirkung.

Wirkung gemäß TCM

- tonisiert die Niere
- eliminiert den äußeren pathogenen Faktor Kälte

Wir setzen den Kun Lun, Bl 60 bevorzugt bei:

- chronischen Schmerzen im Bereich der Lendenwirbelsäule

ein.

Kun Lun, Bl 60 gilt als Meisterpunkt für die Wirbelsäule hinaus auch für Schmerzen in folgenden Bereichen:

- Okziput
- Hinterkopf
- Nacken
- Schulter
- oberer Rücken

besonders hat sich der Kun Lun bei:

- Wind-Kälte

bewährt.

Heiße Nadel an Wai Guan

Wai Guan, 3E 5 ist ein interessanter und Erfolg versprechender Akupunkturpunkt und hat eine ausgeprägte Wirkung:

- beruhigend
- spasmolytisch

Er wirkt ähnlich wie He Gu, Di 4. Der große Unterschied liegt darin, dass Wai Guan mehr auf den seitlichen Kopf wirkt, als He Gu, Di 4.

Wirkung gemäß TCM

- eliminiert den äußeren pathogenen Faktor
    - Wind
    - Kälte
    - Nässe
- öffnet die Körperoberfläche
- beseitigt Meridian-Obstruktionen
- tonisiert Qi
    - insbesondere Wei-Qi

Wir setzen die heiße Nadel ein bei:

orthopädischen Störungen

- Schulter- Arm-Syndrom
- Schmerzen in der Hand

Atemwegserkrankungen

- Schnupfen
- Husten

Wir kennen eine Redewendung in der chinesischen Medizin:

- Wai Guan ist der Meisterpunkt des Kopfes[27]

Diesen Merksatz hören wir auch oft bei He Gu, Di 4. Es stellt sich natürlich die Frage, welcher Merksatz ist richtig?

Beide, da der He Gu auf den frontalen und Wai Guan auf den seitlichen Kopf wirkt.

Somit ergeben sich noch weitere Indikationen für den 3E 5, wie zum Beispiel:

- Kopfschmerzen
    - bevorzugt lateral
- Migräne
- Trigeminus-Neuralgie
- Fazialisparese

Der Wai Guan kann in hervorragender Weise den Akupunkturpunkt He Gu ergänzen. Oftmals werden die Akupunkturpunkte auch gemeinsam eingesetzt.

[27] Diese Redewendung gibt es auch bei Di 4, Chinesisch He Gu

Heiße Nadel an Huan Tiao

Huan Tiao, Gb 30 ist ein interessanter und Erfolg versprechender Akupunkturpunkt und hat eine ausgeprägte Wirkung.

Wirkung gemäß TCM

- tonisiert Qi
    - o des ganzen Körpers
    - o des Wei-Qi
- tonisiert Xue

Wir setzen die heiße Nadel ein bei:

orthopädischen Störungen
- Hüft-Schmerzen
- Knie-Syndrom
- Schmerzen im Knie
- Folgezustände von Schlaganfall
    - o motorische Störungen
    - o sensorische Störungen

Revitalisierung
- nach langer Krankheit
- bei verzögertem Heilungsverlauf
- zur Revitalisierung
- zur Stärkung

Immunsystem
- Zeiten erhöhter Infektanfälligkeit
- Prophylaxe

Huan Tiao gehört zu den häufigsten genutzten Akupunkturpunkten in der chinesischen Medizin.

Da Huan Tiao sowohl das Qi, als auch das Blut tonisieren kann, hat er einen revitalisierenden Effekt auf den Körper. Dieser ist ähnlich wie bei Zu San Li.

Heiße Nadel an Yang Ling Quan

Yang Ling Quan, Gb 34 ist ein interessanter und Erfolg versprechender Akupunkturpunkt und hat eine ausgeprägte Wirkung.

Als Hui-Punkt beeinflusst er:

- Sehnen

Wirkung gemäß TCM

- beseitigt Meridian-Obstruktionen

Wir setzen die heiße Nadel ein bei:

orthopädischen Störungen

- Schmerzen
  - im Knie
  - Hüfte
  - Knöchel
- Folgezustände von Schlaganfall
  - motorische Störungen
  - sensorische Störungen

Yang Ling Quan gehört zu den häufigsten genutzten Akupunkturpunkten in der chinesischen Medizin.

Heiße Nadel an Guan Yuan

Guan Yuan, KG 4 ist ein interessanter und Erfolg versprechender Akupunkturpunkt und hat eine ausgeprägte Wirkung.

Wirkung gemäß TCM

- tonisiert Xue
- tonisiert die Niere

Wir setzen die heiße Nadel ein bei:

Revitalisierung

- nach langer Krankheit
- bei verzögertem Heilungsverlauf
- zur Revitalisierung
- zur Stärkung

Immunsystem

- Zeiten erhöhter Infektanfälligkeit
- Prophylaxe

Guan Yuan, KG 4 gehört zu den häufigsten genutzten Akupunkturpunkten in der chinesischen Medizin.

Heiße Nadel an Qi Hai

Qi Hai, KG 6 ist ein interessanter und Erfolg versprechender Akupunkturpunkt und hat eine ausgeprägte Wirkung.

Wirkung gemäß TCM

- tonisiert Qi
- tonisiert die Niere

Wir setzen die heiße Nadel ein bei:

Revitalisierung

- nach langer Krankheit
- bei verzögertem Heilungsverlauf
- zur Revitalisierung
- zur Stärkung

Immunsystem

- Zeiten erhöhter Infektanfälligkeit
- Prophylaxe

Qi Hai, KG 6 gehört zu den häufigsten genutzten Akupunkturpunkten in der chinesischen Medizin.

Er hat eine ähnliche Wirkung wie Guan Yuan, geht energetisch betrachtet jedoch nicht so tief. Mit Qi Hai können wir eher das oberflächige energetische Potential erreichen.

Heiße Nadel an Zhong Wan

Zhong Wan, KG 12 ist ein interessanter und Erfolg versprechender Akupunkturpunkt und hat eine ausgeprägte Wirkung.

Wirkung gemäß TCM

- tonisiert Magen
- tonisiert Milz

Wir setzen die heiße Nadel ein bei Leere Mustern der Milz.

Diese sind im Einzelnen:

- Schmerzen
    - Epigastrium
        - epigastrischer Winkel
        - Gastritis
        - Ulcus
    - Abdomen
- Verdauungsstörungen
- dyspeptische Beschwerden
    - schwacher Magen
    - Inappetenz
    - Völlegefühl
    - Blähungen
    - Aufstoßen
    - Reflux
    - Übelkeit
    - Brechreiz
    - Erbrechen
- Völlegefühl
    - Magen
    - Abdomen
    - Hypochondrium

Zhong Wan, KG 12 gehört zu den häufigsten genutzten Akupunkturpunkten in der chinesischen Medizin. Meist wird er zusammen mit Zu San Li, Ma 36 eingesetzt.

Heiße Nadel im Bereich von Zonen

Die heiße Nadel gehört zu einer Standardtherapie an den chinesischen Kliniken. Wir beobachten jedoch auch dort eine unterschiedliche Akzeptanz.

So gibt es Kliniken:

- die eher selten die heiße Nadel anwenden
- mit einem sehr starken Einsatz der heißen Nadel

Die heiße Nadel kann bei übereinstimmender Diagnose in verschiedene Regionen oder an unterschiedlichen Akupunkturpunkten eingesetzt werden.

So finden die heißen Nadeln gerne Verwendung im Bereich[28] von:

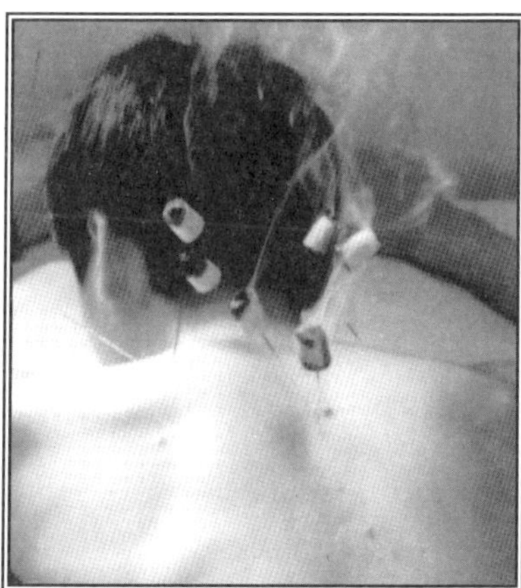

- des Nackens und Kopfes
- der Schulter
- des Oberkörpers
- des Unterkörpers
- der Arme
- der Beine

Es wird hierbei die Durchblutung angeregt, Metaboliten werden abtransportiert und Sauerstoff kommt verstärkt über die Durchblutung in die Region. Meist werden Schmerzen gelindert und die Regeneration angeregt.

[28] Hier sehen wir die Behandlung von oberen Rücken mit heißer Nadel

Feuernadel

Diese Technik wird kaum im Westen angewandt werden. Es sprechen zu viele Aspekte dagegen:

- Brennschmerz bei der Therapie
- Heilungsschmerz
- Narbenbildung

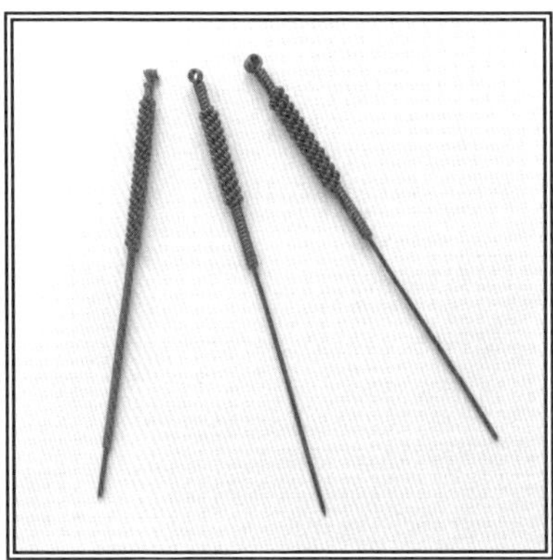

Der Stich mit der Feuernadel erfolgt in China mit einer besonders dicken Nadel.

Im Huang Di Nei Jing und dort im Ling Shu wird diese Nadeltechnik als:

- Cui-Stechen

bezeichnet.

Indikationen sind hauptsächlich:

- Bi-Syndrom
- Geschwüre

Bei der Feuernadel kennen wir zwei Stichmethoden:

- flaches Stechen
- senkrechtes Stechen

Flaches Stechen

Zuerst wird die Nadel über einer Flamme heiß gemacht. Ist die Nadel glühend, wird der Nadelkörper flach auf die Haut geklopft. Die Kunst ist dabei möglichst gleichmäßig zu klopfen.

Indikationen

- Bi-Syndrom
- juckende, begrenzte Hauterkrankungen

Senkrechtes Stechen

Das senkrechte Stechen wird in der Traditionellen Chinesischen Medizin zur Behandlung von Geschwüren, wie wir es bei Akne beobachten können eingesetzt. In der Traditionellen Chinesischen Medizin ist das eine beliebte Möglichkeit, sich von störender Akne oder Mitessern zu befreien.

Hierbei wird die Nadel glühend gemacht und die entsprechende Stelle mit einer flinken Bewegung gestochen.

Natur-Brenn-Therapie

Die Natur-Brenn-Therapie erinnert etwas an die Behandlung mit Canthariden-Pflaster in der westliche Naturheilkunde.

Es werden meist folgende Substanzen benutzt:

Ban Mao Fa, Methode mit spanischer Fliege
Mao Gen Fa, Methode mit Ranunculus acris
Han Lian Fa, Methode mit Eclipte alba

Diese Substanzen werden auf den entsprechenden Akupunkturpunkt aufgebracht und wirken dort eine gewisse Zeit ein. Es bildet sich nach einigen Stunden an der Stelle eine umschriebene Blase mit seröser Flüssigkeit. Vorsichtig wird das Pflaster abgenommen und die Blase weiter versorgt. Erwähnen muss man, dass sich an dieser Stelle eine entsprechende Pigmentstörung ergibt.

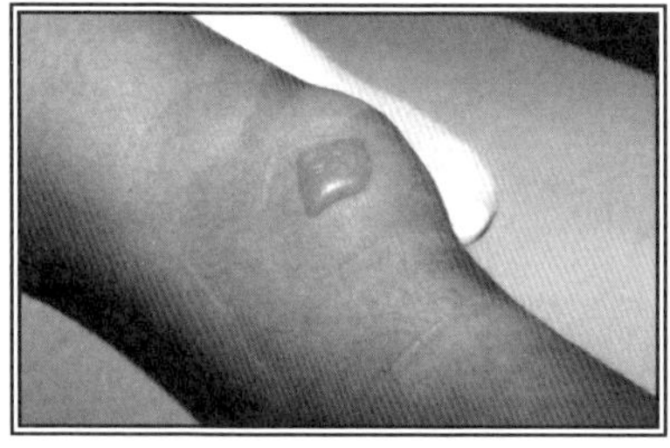

Erinnert werden wir bei der Natur-Brenn-Therapie der Chinesen an den „weißen Aderlaß“ aus der Humoralmedizin mit seinen verschiedenen Kardinalsäften.

Die Natur-Brenn-Therapie eignet sich perfekt zur Behandlung von Erkrankungen der Gelenke. So kommen auch Akupunkturpunkte bevorzugt zum Einsatz, die sich an einem Gelenk befinden.

Folgende Akupunkturpunkte haben eine Beziehung zu den Gelenken

- Ma 35, Chinesisch Du Bi
- Ma 41, Chinesisch Jie Xi
- 3E 10, Chinesisch Tian Jing

Therapeutisch hat sich noch bewährt:

- 3E 17, Chinesisch Yi Feng

Zudem kann die Natur-Brenn-Therapie an den Transportpunkten durchgeführt werden.

Literaturverzeichnis - Gesamtübersicht

TCM Literatur, allgemein

Name des Autors	Titel	Verlag	ISBN
Kuang Peigen und Wei Yuanping	Akupunkturbehandlung bei neurologischen Erkrankungen	Verlag für TCM	3-927344-01-X
Julian Scott und Teresa Barlow	Akupunktur in der Behandlung von Kindern	Verlag für Ganzheitliche Medizin	3-927344-23-0
Focks und Hillenbrand	Leitfaden Chinesische Medizin	Urban & Fischer	3-437-56481-1
Udo Lorenz / Andreas Noll	Wandlungsphase Holz Wandlungsphase Metall Wandlungsphase Erde Wandlungsphase Feuer Wandlungsphase Wasser	Verlag Müller & Steinicke	3-87569-110-5 3-87569-111-3 3-87569-114-8 3-87569-116-4 3-87569-118-0
Jeremy Ross	Zang Fu	ML-Verlag	3-88136-155-3
J. Kleber	Traditionelle Chinesische Medizin	Müller & Steinicke München	3-87569-015-X
G. Macioccia	Die Grundlagen der chinesischen Medizin Die Praxis der chinesischen Medizin	Verlag für Ganzheitliche Medizin	3-927344-07-9 3-927344-17-6
Bernard Auteroche et al.	Übungen zur Akupunktur und Moxibustion	Hippokrates	3-7773-1061-1
Claus C. Schnorrenberger	Lehrbuch der chinesischen Medizin für westliche Ärzte Stechen und Brennen Spezielle Techniken der Akupunktur und Moxibustion Therapie mir Akupunktur, 1 Therapie mit Akupunktur, 2 Therapie mit Akupunktur, 3	Hippokrates	3-7773-0730-0 3-7773-0657-6 3-7773-0397-6 3-7773-0975-3 3-7773-0976-1 3-7773-0720-3
Raymund Pothmann	Systematik der Schmerzakupunktur	Hippokrates	3-7773-1137-5

Walter Binder	Klassische Akupunktur	Verlag Naturmedizin	3-9800985-0-8
Bischko / Kitzinger / Nissel	Akupunktur für weit Fortgeschrittene	Haug Verlag	3-7760-0799-0

TCM Literatur, Atlas

Claudia Focks	Atlas Akupunktur	Gustav Fischer	3-437-55370-4
Hans P. Ogal	Seirin Bildatlas der Akupunktur	Könemann Verlagsgesellschaft mbH	3-8290-2995-0

TCM Literatur, Zang Fu

Gertrude Kubiena	Chinesische Syndrome	Verlag Wilhelm Maudrich	3-85175-653-3
J.J. Kleber	Traditionelle chinesische Medizin	Müller & Steinike	3-87569-015-X
Erich Wühr	Chinesische Syndromdiagnostik	Verlag Ganzheitliche Medizin	3-927344-31-1

TCM Literatur, Fallbeispiele und Kasuistiken

Raymund Pothmann	33 Fallbeispiele zur Akupunktur aus der VR China	Hippokrates	3-7333-1143-X
Hugh Mac Pherson et al	Akupunktur in der Praxis	Verlag für Ganzheitliche Medizin	3-927344-38-9
Li Xuemei	Erkrankungsmuster und ihre praktische Anwendung in der Akupunktur	MLV Uelzen	3-88136-192-8
Josef Fallbacher	Akupunktur aus China	Verlag Wilhelm Maudrich	3-85175-738-6

TCM Literatur, Psychologie

Name des Autors	Titel	Verlag	ISBN
Klaus Dieter Platsch	Psychosomatik in der Chinesischen Medizin	Urban & Fischer	3-437-56110-3

TCM Literatur, Pulsdiagnose

Name des Autors	Titel	Verlag	ISBN
Franz Thews	Pulsdiagnose nach den Regeln der TCM	Hippokrates	3-8304-5305-1
Antje Brockmüller	Traditionelle Chinesische Pulsdiagnose	Verlag Müller & Steinike, München	3-87569-181-4
Tien Trinh Petra Klassen	Pulsdiagnose in der TCM	Haug	3-8304-7124-6
Heping Yuan	Chinesische Pulsdiagnostik	Urban & Fischer	3-437-56070-0
Bob Flaws	Chinesischen Pulsdiagnose	Verlag für Ganzheitliche Medizin	3-927344-48-6

TCM Literatur, Zungendiagnose

Name des Autors	Titel	Verlag	ISBN
Barbara Kirschbaum	Atlas und Lehrbuch der Chinesischen Zungendiagnostik	Verlag für Ganzheitliche Medizin Band 1 Band II	3-927344-25-7
Giovanni Maciocia	Zungendiagnose in der chinesischen Medizin	MLV Uelzen	3-88136-178-2

TCM Literatur, Gynäkologie

Name	Titel	Verlag	ISBN
Giovanni Maciocia	Die Gynäkologie in der Chinesischen Medizin	Verlag für Ganzheitliche Medizin	3-927344-30-3
Hua Zou Andrea Mercedes Riegel	Akupunktur bei Blutungsstörungen und Zyklusanomalien	Haug Verlag	3-8304-7075-4
Yu Jin	Gynäkologie und Geburtshilfe in der chinesischen Medizin	MLV	3-88136-209-6
Bob Flaws	Schwester Mond	Verlag für Traditionelle Chinesische Medizin Dr. Erich Wühr	3-927344-05-2

TCM Literatur, Sucht

Name	Titel	Verlag	ISBN
Gerhard Jedicke	Sucht-Therapie mit Akupunktur	Selbstverlag Gerhard Jedicke	3-9801607-0-X
Edwin Oudemas	Akupunktur in der Alkohl- und Drogenentzugbehandlung	Antilla Medizin Verlage	3-929891-04-2

Allgemeine Literatur

Duale Reihe	Autoren	Verlag	ISBN
Psychiatrie und Psychotherapie	Hans Jrügen Möller et al.	Thieme	3-13-128542-7
Innere Medizin	A. und K. Bob	Thieme	3-13-128751-9
Orthopädie	Fritz U. Niethard et al.	Thieme	3-13-130814-1
Gynäkologie	Manfred Stauber et al.	Thieme	3-13-125341-X

Psychologische Literatur

Name des Autors	Titel	Verlag	ISBN
Hans-Ulrich Wittchen	Handbuch Psychologische Störungen	Beltz, PsychologieVerlagsUnion	3-621-27395-6
Hans Jürgen Möller et al.	Psychiatrie und Psychotherapie	Thieme Verlag	3-13-128542-7
Hautzinger Martin	Klinische Psychologie	Beltz Verlag	3-621-27458-8

Gynäkologie Literatur

Name des Autors	Titel	Verlag	ISBN
Schmidt-Mattheisen	Gynäkologie und Geburtshilfe	Schattauer	3-7945-1720-2

Bücher in englischer Sprache

Name des Autors	Titel	Verlag	ISBN
Unbekannt	Advanced Textbook on TCM, Vol. I Vol. II Vol. III Vol. IV	New World Press	 7-80005-195-1 7-80005-262-1 7-80005-296-6 7-80005-301-6
Cheng Xinnong	Chinese Acupuncture and Moxibustion	Foreign Languages Press	7-119-00378-X
Liu Gongwang	Techniques of Acupuncture and Moxibustions	HuaXia Publishing House	7-5080-1597-5
Hou Jinglum	Acupuncture and Moxibustion Therapy in Gynecology and Obstetrics	Beijing Science & Technology Press	7-5304-1741 X/R.311

	Standard Acupuncture Nomenclature Part 1 Revised Edition	WHO Regional Office for the Western Pacific Manila, Philippines	
Wang Deshen	Manual of International Standardization of Acupuncture (Zhenjiu) Point Names	Unbekannt	7-117-00511-4/R.512
	The Illustrated yellow Emperor`s Canon of Medicine	Dolphin Books	7-80051-817-5
Hou Jinglum	Traditional Chinese Treatment for Diseases of Orthopedics and Traunatology	Academy Press	7-5077-1300-8/R.251
Hou Jinglun, Zhang Ou	Traditional Chinese Treatment for Ophthalmic Diseases	Academy Press	7-5077-1237-0/R.225
	Essentialos of Chinese Acupuncture	Foreign Languages Press	7-119-00240-6
Chen Youbang & Deng Liangyue	Essentials of Contemporary Chinese Acupuncturists´Clinical Experiences	Foreign Languages Press	0-8351-2267-0 7-119-01042-5

Dictionary

Titel	Verlag	ISBN
Classified Dictionary of Traditional Chinese Medicine	New World Press	7-80005-226-5
Chinese – English Dicrionary of Traditional Chinese Medicine		7-177-02306-6
I llustrated Dictionary of Chinese Acupuncture	Sheep´s Poblications (HK) Ltd.	962 06 0287 0

A Chinese – English Dictionary of Acupunkture and Moxibustion	Huaxia Publishing House	7-5080-1377-8
Dictionary of Acupuncture & Moxibushing	Shuai Xuezhong Hunan Science & Technology Press	7-5357-2046-3
Chinese-English Illustration of Commonly used Methods of Locating the Acupoints	Shandong Science and Technollgy Press	7-5531-1723-9
Acupuncture Treatment of Common Diseases	The Poeple`s Medical Publishing House	7-117-00869-5/R.870

Literaturverzeichnis Thews-Verlag

Thews-Verlag Grosswiesenstr. 16 78591 Durchhausen	www.franz-thews.de
Alarmpunkte Franz Thews DinA4, 90 Seiten, Leimheftung ISBN: 3-936456-03-8	Konzeptionsgefäß Franz Thews DinA4, 160 Seiten, Leimheftung ISBN: 3-936456-01-1
Alkoholismus in der TCM Franz Thews, Marika Jetelina DinA4, 57 Seiten, Leimheftung ISBN: 3-936456-18-6	Lenkergefäß Franz Thews DinA4, 153 Seiten, Leimheftung ISBN: 3-936456-00-3
Augenblicke, besser sehen mit TCM Franz Thews, Marika Jetelina DinA4, 80 Seiten, Leimheftung ISBN: 3-936456-22-4	Leicht Leben, Abnehmen mit System Franz Thews, Marika Jetelina DinA4, 120 Seiten, Leimheftung ISBN: 3-936456-21-6
Essstörungen in der TCM Franz Thews, Marika Jetelina DinA4, 94 Seiten, Leimheftung ISBN: 3-936456-16-X	Mit Haut und Haaren Franz Thews, Marika Jetelina DinA4, 259 Seiten, Leimheftung ISBN: 3-936456-25-9
Gynäkologie in der TCM Franz Thews, Marika Jetelina DinA4, 543 Seiten, Leimheftung ISBN: 3-936456-13-5	Nomenklatur der Akupunkturpunkte Franz Thews DinA5, 32 Seiten, broschürt ISBN: 3-936456-05-4
Innere Medizin in der TCM Franz Thews, Marika Jetelina DinA4, 485 Seiten, Leimheftung ISBN: 3-936456-09-7	Pharmakologie Udo Fritz DinA4, 84 Seiten, Leimheftung ISBN: 3-936456-19-4
	Qi das Aktivpotential Markus Ritz DinA4, 129 Seiten, Leimheftung ISBN: 3-936456-15-1
	Schabemethode, Gua Sha Fa in der TCM Franz Thews DinA4, 120 Seiten, Leimheftung ISBN: 3-936456-07-0

Schmerzbehandlung in der Orthopädie Franz Thews, Marika Jetelina DinA4, 347 Seiten, Leimheftung ISBN: 3-936456-09-7	
Schröpfen in der TCM, Ba Guan Fa Franz Thews, Marika Jetelina DinA4, 204 Seiten, Leimheftung ISBN: 3-936456-23-2	
Transportpunkte, 4. Auflage Franz Thews DinA4, 163 Seiten, Leimheftung ISBN: 3-936456-02-X	
Willkommenheißen der Wohlgerüche Franz Thews, Marika Jetelina DinA4, 62 Seiten, Leimheftung ISBN: 3-936456-24-0	
Zang Fu Syndrome in der TCM Franz Thews DinA4, 120 Seiten, Leimheftung ISBN: 3-936456-06-2	
Zungendiagnose in 54 Bildern Marika Jetelina DinA4, 85 Seiten, Leimheftung ISBN: 3-936456-14-3	

Weitere Verlagsveröffentlichungen von Thews

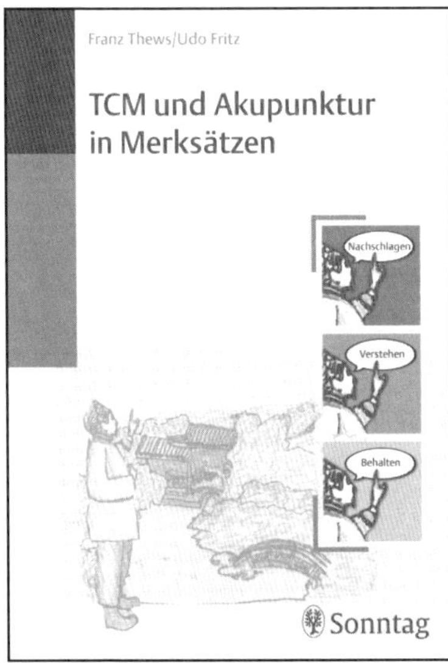

TCM und Akupunktur in Merksätzen
Thews, Franz / Udo, Fritz

Die theorienahen Merksätze veranschaulichen das Wesen der Traditionellen Chinesischen Medizin und spiegeln diese in wunderbar formulierten Merksätzen wieder.

240 Seiten, 73 Tabellen, 19 Abbildungen.

ISBN 3-8304-9130-1

Hör-CD-Verzeichnis Thews-Verlag

Einführung in die TCM Franz Thews Hör-CD, 45 Minuten ISBN: 3-936456-99-2	Xie Xie, Durchfall in der TCM Franz Thews Hör-CD, 45 Minuten ISBN: 3-936456-90-9
Sternenpunkte nach Ma Dan Yang Franz Thews Doppel-Hör-CD, 90 Minuten ISBN: 3-936456-98-4	Shi Mian, Schlafstörungen in der TCM Franz Thews Hör-CD, 45 Minuten ISBN: 3-936456-89-5
Epigastrische Schmerzen Franz Thews Hör-CD, 45 Minuten ISBN: 3-936456-97-6	Enuresis, Bettnässen in der TCM Franz Thews Hör-CD, 45 Minuten ISBN: 3-936456-88-7
Ohrakupunktur nach Thews Franz Thews Hör-CD, 45 Minten ISBN: 3-936456-96-8	Bian Bi, Obstipation in der TCM Franz Thews Hör-CD, 45 Minuten ISBN: 3-936456-87-9
Pathogene Faktoren in der TCM Franz Thews Hör-CD, 60 Minuten ISBN: 3-936456-95-X	Lernstörungen in der TCM Franz Thews Hör-CD, 45 Minuten ISBN: 3-936456-86-0
Feng, der Wind in der TCM Franz Thews Dreifach-Hör-CD, 120 Minuten ISBN: 3-936456-94-1	Tou Tong, Kopfschmerzen in der TCM Franz Thews Doppel-Hör-CD, 90 Minuten ISBN: 3-936456-85-2
Gua Sha Fa, die Schabemethode Franz Thews Hör-CD, 45 Minuten ISBN: 3 936456-93-3	Raucherentwöhnung in der TCM Franz Thews Hör-CD, 45 Minuten ISBN: 3-936456-84-4
Tong der Schmerz in der TCM Franz Thews Doppel-Hör-CD, 90 Minuten ISBN: 3-936456-92-5	Reflexzonen Franz Thews Hör-CD, 45 Minuten ISBN: 3-936456-83-6
Bi Yuan, Rhinitis in der TCM Franz Thews Hör-CD, 45 Minuten ISBN: 3-936456-91-7	Leber Qi Stagnation Franz Thews Hör-CD, 45 Minuten ISBN: 3-936456-82-8

Dämonenpunkte, Gui in der TCM Franz Thews Hör-CD, 45 Minuten ISBN: 3-936456-81-X	Dysmenorrhoe in der TCM Franz Thews Hör-CD, 45 Minuten ISBN: 3-936456-72-0
Senile Demenz in der TCM Franz Thews Doppel-Hör-CD, 90 Minuten ISBN: 3-936456-80-1	Lendenwirbelsäulenschmerzen in der TCM Franz Thews Hör-CD, 45 Minuten ISBN: 3-936456-71-2
	Sexuelle Störung der Frau in der TCM Franz Thews Hör-CD, 45 Minuten ISBN: 3-936456-70-4
Tinnitus in der TCM Franz Thews Hör-CD, 45 Minuten ISBN: 3-936456-78-X	Sexuelle Störung des Mannes in der TCM Franz Thews Hör-CD, 45 Minuten ISBN: 3-936456-69-0
Sterilität der Frau in der TCM Franz Thews Hör-CD, 45 Minuten ISBN: 3-936456-77-1	
Terminalpunkte in der TCM Franz Thews Doppel-Hör-CD, 90 Minuten ISBN: 3-936456-76-3	
Sterilität des Mannes in der TCM Franz Thews Hör-CD, 45 Minuten ISBN: 3-936456-75-5	
Prämenstruelles Syndrom in der TCM Franz Thews Hör-CD, 45 Minuten ISBN: 3-936456-74-7	
Klimakterisches Syndrom in der TCM Franz Thews Hör-CD, 45 Minuten ISBN: 3-936456-73-9	

Der Autor

Franz Thews, geboren 1961. Seit 1989 Heilpraktiker mit Schwerpunkt klassische Naturheilverfahren, Traditionelle Chinesische Medizin und Akupunktur.

Zahlreiche Studienaufenthalte in China mit Fortbildungen in Orthopädie und Traumatologie, Kinder- und Frauenheilkunde sowie in den Bereichen Tui Na, An Mo, Gua Sha Fa.

Seit April 2000 Instructor in TCM am Lu Zhou Medical College, Lu Zhou, Provinz Sichuan, China. Seit September 2000 Professor in TCM, ebendort.

Franz Thews ist weltweit als Dozent tätig. Er ist Verfasser zahlreicher Bücher und Hör-CD's zur Chinesischen Medizin und Akupunktur sowie etlichen Fachpublikationen.

Im Rahmen seiner Tätigkeit als Dozent hat Franz Thews die Fachqualifikation „Akupunktur nach Thews" geschaffen. Spezialkurse runden sein Ausbildungsangebot ab.

Weitere Empfehlungen

Weitere Darstellungen über Therapieansätze in der Traditionellen Chinesischen Medizin sowie praktische Ausführungen nach westlich orientierter Diagnose finden Sie auf der Web-Seite:

www.franz-thews.de

Hier finden sie fachspezifische Themen in strukturierter Weise aufgebaut mit Darstellung von Mustern und bewährten Therapiekonzepten.

Materialien zur TCM können bestellt werden unter:

www.akupunkturbedarf.org